Das Wechseljahre Buch

Symptome, Ursachen, Abhilfe – Alles, was Du als Frau über die Menopause wissen solltest!

Hilke D. Morgenthal

1. Auflage

2020

Inhaltsverzeichnis

Widmung

Achte auf Deine Gedanken!
Denn sie sind der Anfang Deiner Wirklichkeit!

Disclaimer

Liebe Leserin,

schön, dass Du Dich für diesen Ratgeber entschieden hast. Er wird Dir helfen, das komplexe Thema „Wechseljahre" zu verstehen – in all seinen Facetten. Dabei ist er für alle Wissensstufen geeignet, vom kompletten Laien bis hin zu Menschen, die bereits Kenntnisse darüber besitzen. Auch sie werden sicherlich noch Fakten entdecken sowie Zusammenhänge verstehen, die ihnen bislang unbekannt waren.

Ziel dieses Ratgebers ist es dabei, Dir genügend Wissen über das Thema zu vermitteln sowie Alternativen zu konventionellen Therapien aufzuzeigen, damit Du selbst entscheiden kannst, wie Du am besten gelassen und entspannt die Phase der Wechseljahre durchlebst. Es geht also darum, Dir zu ermöglichen, kompetent Eigenverantwortung für Dich und Dein Leben zu übernehmen. Zu diesem Zweck findest Du im Text wichtige Infos darüber, wie Du den Abschnitt der Wechseljahre am besten händeln kannst, welche Optionen es gibt, damit es Dir gut geht und Du potenzielle Beschwerden schnell und effektiv in den Griff bekommst. Daher findest Du eine Vielzahl an Handlungsangeboten, von denen bereits viele andere Frauen profitiert haben. Vielleicht ist ja auch für Dich das Richtige dabei. Wenn Dir wirklich an einer nachhaltigen Veränderung gelegen ist, dann beherzige bitte die „72 Stunden Regel“. Diese besagt: Du wirst nur die guten Vorsätze und Pläne wirklich umsetzen, die Du innerhalb dieser Frist angehst.

Dieser Ratgeber bietet Dir eine gesunde Mischung aus Praxis und Theorie, dabei ist er mit Absicht kurzgehalten und soll Dir nur die Informationen vermitteln, die wirklich wichtig sind und Dir effektiv weiterhelfen. Willst Du mehr in die Tiefe gehen, so findest Du Anregungen zum Weiterlesen im ausführlichen Quellenverzeichnis.

Falls Du noch Anregungen zum Thema hast oder findest, dass ein Punkt ergänzt werden sollte, würde ich mich über konstruktive Verbesserungsvorschläge sehr freuen. Des Weiteren wäre es prima, wenn Du Dir kurz die Zeit nimmst und eine Rezension dieses Ratgebers hinterlässt. Ein positives Feedback freut nicht nur mich, sondern ist auch eine gute Handhabe für andere Leserinnen. Schließlich kauft niemand gerne die Katze im Sack.

Bitte denke daran, dass diese Texte, Informationen und Hinweise keine Beratung oder Empfehlung darstellen. Sie wurden nach bestem Wissen und Gewissen aus öffentlichen Quellen zusammengetragen. Der Inhalt dieses Buches dient der Bildung und Veranschaulichung. Eine Haftung für Richtigkeit und Vollständigkeit wird nicht übernommen. Solltest Du den Informationen folgen, handelst Du eigenverantwortlich.

Alles Liebe und ganz viel Stärke!

Deine Hilke

„Ich bin immer noch heiß - aber jetzt in Wellen ...“

Ich mag diesen Spruch– viele Frauen quälen sich lediglich ein angestrengtes Lächeln ab und finden das ganz und gar nicht witzig. Sich über Hitzewallungen oder die Wechseljahre an sich lustig zu machen, geht für die meisten irgendwie gar nicht.

Wie ist es bei Dir?

Mal ganz ketzerisch gesagt: Das scheint inzwischen schon beinahe zum guten Ton zu gehören ... Ob bei der Arbeit, beim Sport, beim Weggehen, ich habe die letzten Jahre immer wieder festgestellt, dass die Wechseljahre sich regelrecht zu einem Smalltalk-Thema für Frauen ab 50 entwickelt haben. Kaum stehen ein paar zusammen, streift das Gespräch früher oder später unweigerlich die Wechseljahre. Und dann wird angeregt diskutiert. Nicht auszudenken, wenn es die Menopause gar nicht gäbe? Dann müsste man sich ja nur noch über das Wetter oder das Fernsehprogramm von gestern unterhalten. Und da hat doch eigentlich niemand Lust drauf.

Was ich damit eigentlich nur sagen möchte: Die Wechseljahre sind schon länger im Mainstream angekommen, Frauen plauschen liebend gerne darüber, allerdings hat dieses Phänomen einen legendär schlechten Ruf. Gefühlt hat jede Frau, mit der sie sich über das Thema unterhält, Horrorstorys im Gepäck, über die sie gerne lang und breit redet – und die nächste weiß noch mehr Geschichten. Das Ergebnis? Wer die 40 allmählich hinter sich lässt, kriegt schon Schweißausbrüche beim bloßen Gedanken an die Menopause, immerhin erwarten Frauen so Dinge, wie:

- Altersflecken
- Hitzewallungen
- Osteoporose
- Depressionen
- Myome
- Migräne
- PMS
- Harnwegsbeschwerden
- Stimmungsschwankungen
- Schlafstörungen
- Haarausfall
- Haare im Gesicht
- …

Das ist das Bild, das wir alle von der Menopause im Kopf haben. Aber trifft das denn wirklich zu?

Sind die Wechseljahre tatsächlich eine „furchtbare" Phase, die Du irgendwie überstehen musst? Handelt es sich um so etwas wie die sieben biblischen Plagen? Bist Du während dieser Zeit wirklich nur noch ein willenloses Opfer Deiner Hormone – und es gibt nur die Option, Dich mit – anderen – Hormonen dagegen vollstopfen zu lassen? Und: Bekommen eigentlich nur Frauen diese leidige Geschichte und an Männern geht das Ganze einfach vorbei?

Die kurze Antwort: **Nein.**

Die ausführliche Antwort: Es gibt kaum etwas, um das sich derart viele Missverständnisse ranken wie die Menopause. Leider! Denn ein gelassener, entspannter Umgang mit diesem Thema würde uns unglaublich guttun und sehr helfen – und womöglich auch diverse Symptome deutlich weniger belastend werden lassen.

Denn wenn wir begreifen, was da eigentlich gerade in und mit unserem Körper geschieht, fällt es uns leichter, diese Veränderungen mit mehr Gelassenheit zu sehen und auch zu akzeptieren. Wir haben alle schon einmal eine große hormonelle Umstellung in unserem Leben erlebt und überlebt – insofern sind wir eigentlich schon Profis was das angeht und sitzen die Wechseljahre dann doch eigentlich auf einer Popo-Backe ab, oder?

Und falls es doch mal etwas ruckelig werden sollte, dann gibt es zahlreiche Optionen, die uns helfen können – von der Hormontherapie bis hin zur Meditation.

Mein persönliches Anliegen ist es, Dir zu helfen, entspannter und gelassener mit der Menopause umzugehen. Denn es gibt keinen Grund, dieser Phase mit Sorge entgegenzublicken. In diesem Ratgeber findest Du alles Wissenswerte rund um das Klimakterium (Fachbegriff für die Wechseljahre) gesammelt, von Infos über die Vorgänge in Deinem Körper, Symptome, Beschwerden – und was Du dagegen tun kannst, wenn dies doch einmal belastend oder schlicht lästig werden sollte. Dazu erhältst Du auch Tipps und Hinweise zum Abnehmen in der Menopause, denn dieses Thema beschäftigt sehr viele Frauen, die sich über stetig nach oben kletternde Kilos beschweren. Mit den richtigen Maßnahmen kannst Du das jedoch gut in den Griff bekommen. Hier heißt es: Gewusst wie!

Auch wenn sich der Ausdruck Wechseljahre für viele so anhört, als sei hiernach kein Platz mehr für Sex und Lust im Leben, dem ist glücklicherweise ganz und gar nicht so. Für viele Frauen wird jetzt der Sex erst richtig schön. Was Du tun kannst, damit es Dir ähnlich geht, erfährst Du ebenfalls in diesem Buch.

Und natürlich gibt es auch bei Männern Wechseljahre. Wie die genau aussehen und was dann bei ihnen passiert, kannst Du hier ebenfalls nachlesen.

Bist Du schon neugierig? Wunderbar, das ist gut. Dann legen wir am besten sofort los.

Viel Spaß bei Deiner Entdeckungstour in die Menopause!

Jede Menge Mythen über die Menopause

Vorweg: Ja, die Wechseljahre sind ein einschneidendes Erlebnis im Leben einer Frau. Denn mit ihnen endet die Möglichkeit, ein Baby zu bekommen. Die fruchtbaren Jahre sind unwiederbringlich vorbei. Besonders für Frauen, die ihr Frau-Sein über die Option des Kinderkriegens definieren, ist dies natürlich ein schwerer Schlag. Denn wenn das wegfällt, fühlt es sich mit einem Mal so an, als würde einem der Boden unter den Füßen weggezogen. Mit Anlauf! Plötzlich ist der ganze Lebenssinn oder auch Lebenszweck dahin, mit der Konsequenz, dass eine Frau schnell in einen bodenlosen Abgrund stürzt. Sie fühlt sich wertlos, sieht keinen Sinn mehr in ihrem Leben, stellt sich womöglich sogar die Frage: Wozu bin ich überhaupt noch da? Es dauert in der Regel lange, bis diese Frauen wieder neuen Lebensmut schöpfen und einen neuen Sinn in ihrem Leben finden.

Ob Frauen die Wechseljahre mit Ängsten erleben oder unbeschwert, hängt auch davon ab, wie gut sie informiert sind. Und genau da fängt das Problem vielfach an, denn zumeist orientieren sie sich an den Erfahrungen anderer Frauen. Sprich: Sie unterhält sich und erfährt so, wie es den anderen Frauen geht. Das bedeutet: Das Wissen basiert auf wenigen persönlichen Berichten, die wiederum sehr subjektiv und stimmungsabhängig ausfallen können. Wenn wir alle ehrlich sind, dann beschreiben wir Krankheitssymptome durchaus je nach Stimmung äußerst unterschiedlich. Sind wir gut drauf, dann sind Kopfschmerzen vielleicht ein wenig lästig, aber gut auszuhalten. Geht es uns nicht so prickelnd, dann wird das Kopfweh schon mal so geschildert: "Als würde uns jemand den Kopf in die Fritteuse ..." usw.

Kurzum: Solche Erfahrungsberichte sind mit äußerster Vorsicht zu genießen, denn sie spiegeln nicht die Wahrheit für jede Frau wider. So erleben rund 1/3 der Frauen ihre Wechseljahre als vollkommen unproblematisch! Viele andere haben nur leichtere Beschwerden. Aber was wir zu hören bekommen, sind meist nur Geschichten, bei denen uns oft die Haare zu Berge stehen.

Hast Du schon mal von der "Angst vor der Angst" gehört? Menschen, die an Panikstörungen leiden, haben dieses Problem. Sie erleben eine Panikattacke; da es sich um einen Zustand abgrundtiefer Angst handelt. In Kombination mit unheimlichen körperlichen Reaktionen, werden Betroffene künftig alles tun, um möglichst keine Panikattacken mehr zu erleiden. Sie werden alle Situationen und Dinge meiden, die potenzielle Auslöser sein könnten. Das wiederum bedeutet aber, dass sie ihr Leben nur noch darauf ausrichten, nach Triggern Ausschau zu halten und diese zu vermeiden. Natürlich ist es beim Thema „Wechseljahre" grundsätzlich ein wenig anders, aber auch hier entsteht durch die Erfahrungsberichte anderer schnell eine Art Angst vor der Angst, wodurch Symptome stärker empfunden werden als sie eigentlich sind.

Was tun?

Aufklärung ist das A und O! Deshalb findest Du nun eine Auflistung der beliebtesten Märchen und Mythen rund um die Menopause – und ebenso, was Du davon halten solltest.

Die Menopause startet um das 50. Lebensjahr.

Schön wäre es, wenn das so berechnenbar wäre! Ist es aber nicht. In Wahrheit kann der Beginn auch deutlich früher oder später liegen. Die Menopause wird in drei Abschnitte eingeteilt: die Prämenopause (prä: lat. „vor"), die Menopause, die Postmenopause. Die Vor-Menopause startet unter normalen Umständen bei einer Frau etwa mit Mitte

40. Ab diesem Alter produzieren die Eierstöcke zunehmend weniger weibliche Geschlechtshormone (vor allem die sogenannten Östrogene). Recht offensichtlich ist ein weiteres Symptom: Die Regelblutungen treten immer unregelmäßiger auf, um am Ende dann ganz auszubleiben. Die eigentliche Menopause setzt dann ein, wenn Du seit 12 Monaten keine Regelblutung mehr bekommen hast, also oft um das 51. Lebensjahr, wobei es hier große Unterschiede gibt. Bei anderen Frauen setzt die eigentliche Menopause beispielsweise erst mit 55 ein, andere erreichen sie sogar deutlich vorher, also bereits mit 45. Daneben kann noch eine sogenannte vorzeitige Menopause beobachtet werden, die noch früher auftritt. Dies gilt ebenfalls bei einigen Erkrankungen, etwa einer Krebserkrankung. Ein deutliches Anzeichen: Die Regel tritt seit rund einem Jahr nicht mehr auf, und Du kannst nicht mehr schwanger werden? Wenn das zutrifft, ist die Menopause da.

Falls Du unsicher sein solltest, kann eine Untersuchung Deines Hormonspiegels Gewissheit geben, was bei Dir gerade los ist. Solche Tests können nur FrauenärztInnen durchführen. Sie bestimmen Werte wie FSH, LH und Östrogene (z. B. Östradiol). Leider zahlt die Krankenkasse solche Untersuchungen nur in Sonderfällen, weshalb Du die Kosten selbst übernehmen musst. Da die Tests zudem mehrfach durchgeführt werden müssen, kann das Ganze teuer werden.

Schuld an allem sind nur die Hormone!

Nein! Es ist gar nicht deutlich genug zu sagen. Natürlich spielen die Hormone einerseits eine bedeutende Rolle bei der Menopause, aber das bedeutet nicht, dass sie in Bezug auf die Wechseljahrsbeschwerden die einzigen Schuldigen sind. Ganz und gar nicht. In Wahrheit wird ihr Einfluss meist sogar deutlich überschätzt.

Fakt ist: Hitzewallungen und Schweißausbrüche verdanken wir meist tatsächlich unserem sinkenden Östrogenspiegel, aber sexuelle Probleme und Stimmungsschwankungen haben meist noch diverse weitere Ursachen, dies gilt ebenfalls für die ab der Menopause zunehmenden Gefahren von Herz-Kreislauf-Krankheiten und Osteoporose. Bislang häufig deutlich unterschätzt wurde die psychische Komponente des Ganzen, denn für viele bedeutet das Einsetzen der Wechseljahre schlicht und ergreifend enormen Stress, was wiederum deutliche Auswirkungen auf das persönliche Wohlbefinden hat.

Zum Glück haben die Wechseljahre keine Auswirkungen auf meine Zähne.

Leider nein! Das stimmt so nicht, denn hormonelle Umstellungen tendieren dazu, die Zahn- und Mundhygiene zu beeinflussen. Nicht umsonst gibt es in diesem Alter immer mehr Menschen, die plötzlich Probleme mit Parodontose bekommen. Es kommt infolge der Umstellungen nämlich öfter mal zu Entzündungen im Mundraum, das Zahnfleisch wird weicher, Du produzierst weniger Speichel. Dadurch haben dann Bakterien freies Spiel – wenn Du nicht etwas dagegen tust. Sprich: Dich gut um Deine Zähne kümmerst. Dazu reicht es aber zumeist schon, wenn Du sie zweimal am Tag wirklich gründlich putzt. Nach jedem Essen nur mal kurz schrubbschrubb drüber, bringt definitiv weniger.

Es gibt jede Menge Mittelchen gegen Wechseljahrsbeschwerden!

Sagen wir mal so: Jein. Es gibt eine Vielzahl von vermeintlichen Hausmittelchen und guten Ratschlägen, die angeblich wahre Wunder vollbringen sollen. Wissenschaftliche Studien konnten die Wirkung bislang jedoch nicht belegen – oder zumindest nicht unmittelbar. Denn viele der gut gemeinten Ernährungstipps passen einfach grundsätzlich immer. Weniger Salz und Schokolade zu essen sowie auf Kaffee und Alkohol zu verzichten, ist immer gut. Auch für Menschen, die ganz weit entfernt sind von den Wechseljahren. Gesunde Ernährung ist immer gut für Deinen Körper und Geist. Dies gilt ebenso für die Empfehlung, sich mehr zu bewegen. Nichts ist besser für unsere Gesundheit und unser Wohlbefinden, aber das ist wirklich allgemeingültig und bezieht sich nicht nur auf die Menopause.

Wer keine Lust auf Wechseljahresbeschwerden hat, macht einfach eine Hormonersatztherapie.

Ganz so einfach ist das leider nicht! Das hieße mit Kanonen auf Spatzen schießen, denn es ist nicht richtig zu denken, dass die Hormonumstellung in den Wechseljahren die Ursache aller Beschwerden wäre. Und falsch ist es auch anzunehmen, dass alles wieder im Lot sei, wenn man ordentlich synthetisierte Hormone einnimmt, um so wieder den Spiegel auszubalancieren.

So ist das Phänomen Wechseljahre deutlich komplexer, als dass es sich mit einer "Wunderpille" in den Griff bekommen lassen könnte. Es gibt noch diverse weitere Komponenten, die in Bezug auf den jeweiligen Zustand und das Wohlbefinden einer Frau eine Rolle spielen. Die Psyche spielt beispielsweise ebenfalls eine bedeutende Rolle in dieser Gemengelage. Außerdem ist es gerade in dieser Umbruchsphase durchaus gefährlich, seinen Körper noch zusätzlich mit Hormonen zu belasten, deren Dosierung höchst problematisch ist. Zumal in Studien auf teilweise gravierende Langzeitschäden hingewiesen wird. Hier gilt daher nach wie vor: Schaden und Nutzen sollten in einem angemessenen Verhältnis stehen.

Als ebenfalls problematisch empfinde ich "selbstverordnete" Hormontherapien, die manche Frauen auf Anraten des Frauenarztes bzw. der Frauenärztin durchführen. So wurde beispielsweise einer guten

Freundin empfohlen, ihre Antibabypille so lange zu nehmen, bis sie die kritischen Jahre hinter sich hat. So könne sie die Wechseljahre „elegant umschiffen". Aufgrund der Tatsache, dass die Wirkung der menschlichen Hormone und die Wechselwirkung mit anderen Stoffen und Faktoren sicherlich noch die eine oder andere Überraschung für die Wissenschaft bereithalten dürfte, finde ich persönlich eine derart leichtfertige Empfehlung höchst problematisch. Einerseits wird geraten, die Pille nicht zu lange zu nehmen, da sie schwerwiegende Nebenwirkungen wie Herzinfarkt, Schlaganfall, Thrombosen und sogar Gebärmutterhals- oder Brustkrebs haben kann. Andererseits wird leichtfertig in unseren Hormonhaushalt eingegriffen. Kann das richtig sein?

In den Wechseljahren ist Schluss mit Sex!

Auch dieses Klischee ist bei genauerer Betrachtung nicht wahr. Ja, zur Zeit der Wechseljahre lässt bei vielen Frauen die Lust auf Sex nach. Aber: Nein, Ursache hierfür ist nicht immer die hormonelle Umstellung. Tatsächlich ist zu beobachten, dass rund 30 Prozent der Frauen in dieser Phase Schmerzen beim Geschlechtsverkehr haben. Dies liegt daran, weil aufgrund der hormonellen Situation die Scheidenschleimhaut häufig nicht mehr genügend feucht wird. Deutlich öfter kommt es jedoch vor, dass das Verlangen nachlässt, weil es beispielsweise Probleme in der Beziehung gibt, Stress oder psychische

Schwierigkeiten vorhanden sind oder die Frau spezielle Medikamente einnimmt, die als Nebenwirkung das Lustgefühl reduzieren. Ab dem Alter, in dem die Wechseljahre stattfinden, nehmen Frauen zunehmend Medikamente ein, die in unseren Stoffwechsel teilweise deutlich eingreifen, z.B. Blutdruckmittel, Präparate gegen zu hohes Cholesterin oder solche, die das Blut flüssiger machen, etc.

Übrigens stört viele Frauen das Nachlassen des sexuellen Verlangens gar nicht, da wäre es doch fatal, das zu einem „Krankheitssymptom“ zu machen.

Wer jedoch darunter leidet, sollte den Gynäkologen oder die Gynäkologin ihres Vertrauens ansprechen oder sich an einen Psychotherapeuten oder eine Psychotherapeutin wenden. Diese sind in solchen Fällen die richtige Adresse.

Die Wechseljahre – viel besser als ihr Ruf

Apropos Verwirrung: Meistens geht es bei diesem Thema schon los mit den ganzen Begrifflichkeiten. Da ist die Rede von den Wechseljahren, dem Klimakterium und obendrein auch noch von der Menopause. Und meist wird alles synonym gebraucht, sprich: Eins wird einfach gegen das andere ausgetauscht. Aus einer gewissen Blauäugigkeit heraus, die die alltägliche Sprache meist mit sich bringt. Nach dem Motto: „... denn sie wissen nicht, was sie tun". Im Prinzip ist das auch völlig in Ordnung, nur leider, leider ist es in diesem Fall wirklich von Vorteil, wenn frau weiß, wovon sie gerade redet. So wird die Verständigung gleich deutlich leichter.

Fakt ist nämlich: Nein, die drei Begriffe meinen nicht alle das gleiche. Schade eigentlich, oder? Aber keine Sorge, ganz so kompliziert wird es nicht, auch wenn wir die Wortbedeutungen mal ganz kurz etwas aufdröseln.

Klimakterium:

Hierbei handelt es sich um den Fachbegriff für das, was wir landläufig als Wechseljahre bezeichnen. Der Ausdruck kommt vom alt-griechischen klimaktér, welches „Stufenleiter“ oder auch „kritischer Zeitpunkt im Leben“ übersetzt heißt. Gemeint sind die gesamten Jahre der hormonellen Umstellung einer Frau, also vom Auftreten der ersten unregelmäßigen bzw. hin und wieder ausbleibenden Menstruationszyklen (durch den Rückgang des Hormons Progesteron) bis etwa zwölf Monate nach der letzten aufgetretenen Regelblutung.

Früher wurde diese Phase im Deutschen als Stufenjahre betitelt, inzwischen hat sich der Ausdruck Wechseljahre dafür eingebürgert.

Die einzelnen Abschnitte des Klimakteriums werden wie folgt benannt:

- Prä-Menopause
- Peri-Menopause (dies ist die Phase, in der der eigentliche Wandel stattfindet; sie liegt rund ein bis zwei Jahre vor sowie nach der Menopause)
- Menopause
- Peri-Menopause
- Post-Menopause

Menopause

Dieser Ausdruck kam erstmals in der ersten Hälfte des 19. Jahrhunderts in Frankreich auf. Er bzw. seine Bestandteile stammen ebenfalls aus dem Alt-Griechischen, es handelt sich um mēn (Monat) sowie paũsis (Ende). Der Ausdruck Menopause steht also für das „Aufhören der Monatsblutungen“.

Anhand der Erläuterungen zum Klimakterium kannst Du sehen, dass es sich bei der Menopause also eigentlich „nur“ um den zentralen Abschnitt des Wechsels handelt, der auch anhand von konkreten Faktoren (Zeitpunkt der letzten Menstruation) gut erkennbar ist. Im Prinzip jedenfalls, denn dies lässt sich nur aus der Rückschau konstatieren.

Zwölf Monate nach der Menopause, also der allerletzten Regelblutung, tritt keine Blutung aus der Gebärmutter mehr auf und die Eierstöcke haben ihre endokrinologische Funktion final eingestellt, d.h. sie haben langsam immer weniger Geschlechtshormone produziert und am Ende kommt es nicht mehr zum Eisprung. Ab jetzt kann eine Frau keine Kinder mehr bekommen. Für viele ein gravierender Einschnitt in ihrem Leben sowie in Bezug auf ihr Selbstverständnis.

Welchen konkreten Sinn und Zweck die Menopause evolutionsbiologisch gesehen hat, ist nach wie vor unklar. Bis auf uns Menschen sowie Grind- und Schwertwale gibt es keine weiteren Lebewesen, die eine Menopause erleben. Es gibt zwar einige Theorien, doch hierbei handelt es sich bislang lediglich um Hypothesen. So gibt es beispielsweise den Ansatz, Frauen leben deshalb noch so lange Jahre nach der Menopause, weil sie als Großmütter das Überleben ihrer Enkel sichern können (sogenannte Großmütter-Theorie). Dies ist jedoch höchst umstritten. Andererseits wird diskutiert, ob dies mit der bevorzugten Partnerwahl der Männer zu tun haben könnte. Da diese sich, wenn möglich, jüngere Partnerinnen wählen, haben Frauen ab 50 keine Möglichkeit mehr, ihre Fruchtbarkeit zu nutzen. Möglicherweise förderte dies bestimmte Mutationen, aus denen sich die Menopause herausbildete.

Kennzeichnend für das Klimakterium ist ein allmählicher Rückgang des weiblichen Hormons Östrogen, das wiederum die Monatsblutungen regelt. Gebildet wird es in den Eierstöcken. Durch den Rückgang des Hormons kommt es zu den bekannten Unregelmäßigkeiten in Bezug auf die Blutung, mal stärker, mal weniger stark, mal bleibt sie länger aus, mal sind die Abstände kürzer. Bilden die Eierstöcke schließlich gar kein Östrogen mehr, setzt die Periode komplett aus – die eigentliche Menopause ist erreicht. Dann ist zwar endgültig Schluss mit der Regelblutung sowie der Verhütung, aber dies gilt ebenfalls für den Kinderwunsch.

Wann der Wechsel beginnt, lässt sich gut daran erkennen, dass plötzlich die monatlichen Blutungen unregelmäßiger auftreten und zugleich stärker als üblich sind. Teilweise tritt die Regel einige Monate ganz normal auf, um dann wieder etliche Wochen auszusetzen.

Sehr typisch ist zudem das Auftreten von prämenstruellen Symptomen, zahlreiche Frauen haben etwa ein Spannungsgefühl in den Brüsten. Typische Wechseljahresbeschwerden wie etwa Hitzewallungen, nächtliches Schwitzen oder Scheidentrockenheit sind in der Prämenopause eher selten zu finden, unüblich ist das Auftreten jedoch nicht.

Obwohl man theoretisch per Ultraschall einen Überblick über die verbliebene Anzahl der Eizellen bekommen kann, kann bislang nicht vorhergesagt werden, wann die Prämenopause einsetzen wird. Echte Prognosen sind nicht möglich, obwohl natürlich die hormonelle Situation bestimmt werden kann. Allerdings muss die Status-Bestimmung mindestens einmal, besser mehrfach wiederholt werden (im Abstand von vier bis sechs Wochen), um aussagekräftig zu sein; da es sich normalerweise um eine Selbstzahlerleistung handelt, kann dies ziemlich ins Geld gehen. Derartige Hormontests übernimmt die Krankenkasse nur dann, wenn Verdacht auf vorzeitige Wechseljahre besteht.

Hierzu wird Blut abgenommen, welches im Labor genau untersucht wird. Dabei wird die Konzentration von drei Hormonen ermittelt: Östradiol, Follikelstimulierendes Hormon (FSH) und Anti-Müller-Hormon (AMH). Sind Östradiol sowie AMH erniedrigt, FSH dagegen erhöht, ist es sehr wahrscheinlich, dass sich die Frau in den Wechseljahren befindet.

Vorzeitige Wechseljahre: Mit Mitte 30 in die Menopause

Natürlich gibt es auch hier Ausnahmen von der Regel (und das im wahrsten Sinne des Wortes ...). Immer wieder kommt es nämlich vor, dass bereits Frauen mit Mitte 30 in die Wechseljahre kommen, dann ist die Rede von vorzeitigen Wechseljahren. Wobei die 40 die magische Grenze zum „normalen" Klimakterium darstellt.

Laut Statistik ist mindestens eine Frau von 100 von vorzeitigen Wechseljahren betroffen; ein schwerer Schlag, wenn man eigentlich gerade noch mit der Familienplanung beschäftigt ist. Denn es bedeutet eben: Nie mehr Kinder!

Gründe für den vorzeitigen Wechsel lassen sich eher selten finden, nur bei rund 30 Prozent der Frauenfinden die Ärzte anhand der Laborwerte die Ursache. So kann beispielsweise ein Gendefekt vorliegen, der den Hormonrückgang bewirkt; andererseits gibt es Autoimmunerkrankungen, bei denen das körpereigene Immunsystem die eigenen Eizellen attackiert. Wird derartiges nachgewiesen, raten Mediziner und Medizinerinnen dazu, bereits vorhandene Töchter ebenfalls daraufhin zu testen.

Bei einer vorzeitigen Menopause empfehlen Ärzte und Ärztinnen zudem eine Hormontherapie, um das

Osteoporose-Risiko der betroffenen Frau zu senken. Im Regelfall reicht der hormonelle Schutz für eine gesunde, sportliche Frau, die um die 50 in die Menopause kommt, um keine Probleme mit Knochenschwund zu haben. Bei einer vorzeitigen Menopause jedoch liegt vor einer Frau noch eine deutlich längere Lebensspanne, weshalb das Risiko für Osteoporose deutlich erhöht ist. Je schneller man hier geeignete Gegenmaßnahmen ergreift, desto bessere Chancen bestehen.

Alles nur wegen der Hormone?

Auch wenn die weiblichen Wechseljahre natürlich stark geprägt sind von der hormonellen Umstellung im Körper, wäre es falsch zu sagen, dass wir „nur“ noch ein willenloses Spielzeug von derartigen Stoffen sind. Eine derartige Sichtweise hat bedauerlicherweise dazu geführt, dass häufig vorschnell zu Hormontherapien gegriffen wurde, um gewisse Befindlichkeitsstörungen zu unterdrücken. Viel zu kurz kam aber die Frage, ob so etwas wirklich Sinn macht – dem eigenen Körper in hohen Dosierungen Hormone zuzuführen. Ironischerweise wird die Antibabypille mit ihren künstlichen Hormonen als massiver und angeblich sogar böser (weil potenziell krankmachender) Einfluss auf unseren Körper beschrieben, weshalb immer mehr Frauen andere Verhütungsmethoden wählen. Im Gegensatz wird vielfach schon bei ersten kleineren Unpässlichkeiten in Bezug auf die Wechseljahre nach Hormontherapien geschrien? Finde den Fehler ...

Es kann daher gar nicht oft und deutlich genug gesagt werden: Die Wechseljahre einer Frau sind keine Krankheit! Es ist ein vollkommen natürlicher Prozess, gegen den man grundsätzlich eigentlich nicht behandelt werden muss. Niemand käme im Gegenzug auf die Idee, einem Kind, das die Pubertät durchlebt, Medikamente gegen die Auswirkungen zu geben. Hier gilt die hormonelle Umstellung als vollkommen normaler und natürlicher Prozess, durch den das Kind sich halt durchwurschteln muss – doch in Bezug auf die Wechseljahre soll das anders sein?

Hier sollte die eigene Sichtweise auf diese Phase einmal dringend kritisch auf den Prüfstand gehoben werden. Nur mal als kleiner Denkanstoß: Vielleicht sind ja nicht die Wechseljahre das Problem, sondern das, was ich darüber denke? Wir kennen doch gerade in Bezug auf die Pubertät den charmanten Spruch: „Pubertät ist, wenn die Eltern schwierig werden." Ändert man da die Eltern oder die eigene hormonelle Situation? Nein, es wird sich damit arrangiert, denn das Leben ist kein Drama und geht auch weiter, wenn die Stimme plötzlich tiefer wird, die Brust wächst imd Haare an sensiblen Stellen wachsen. Umgemünzt auf die Wechseljahre könnten wir insofern ja gelassen sagen: Wechseljahre ist, wenn mein Körper sich wieder verändert. Statt mit Hormonen zu kommen, akzeptiert Frau vielleicht, dass das innere Thermometer gerade leicht verstellt ist. Offene Fenster bringen jede Menge gesunde frische Luft in die Wohnung, es gibt Ventilatoren, Wassereis, supertolle Deos, die 48 Stunden alles garantiert im Griff haben (selber ausprobiert!) – kurzum: Vieles ist einfach eine Frage der Perspektive.

Um mal aus dem Nähkästchen zu plaudern: Ich selber habe es gar nicht wirklich gemerkt, als die Wechseljahre bei mir losgingen. Irgendwann war der Zyklus ein wenig durcheinander – und ich unfassbar erleichtert. Juhu! Sollte ich wirklich das sensationelle Glück haben, endlich die Periode los zu sein? Großartig. Ja, im Nachgang muss ich sagen, ich hatte Hitzewallungen, nächtliche Schweißausbrüche, Stimmungsschwankungen, eine gruselige Spät-Akne, die Haut hat sich verändert, ebenso das Gewicht. Aber: Ich habe es interessanterweise gar nicht als Wechseljahrsbeschwerden registriert. Mit dem verblüffenden Effekt: Ich habe zu keinem Zeitpunkt darunter gelitten. Manchmal fand ich die Symptome etwas lästig, aber das war es eigentlich auch schon. Fazit: Wechseljahre – no problemo! Und ich bin davon überzeugt, das kannst Du auch haben.

Aber zurück zu den Hormonen, den winzigen Quertreibern in unserem Körper, die so große Macht haben können.

Wenn die Prämenopause mit etwa 40 Jahren einsetzt, wird zunächst das Hormon Gestagen langsam immer weniger. Das ist die Ursache für Schwankungen des Zyklus, wobei nicht jeder Körper gleich stark darauf reagiert.

In der Perimenopause stellen die Eileiter dann weitgehend die Produktion des Östrogens ein, das wiederum geschieht relativ schnell. Erkennbar ist dies etwa am Auftreten von Hitzewallungen, aber es ist ebenfalls die Ursache für die depressiven Verstimmungen, mit denen nun viele Frauen zu kämpfen haben können.

Mit Einsetzen der Postmenopause, also nach der finalen Regelblutung, sind Gestagen und Östrogen nur noch in einem sehr geringen Ausmaß im weiblichen Körper vorhanden. Durch das Übermaß männlicher Hormone kommt es dadurch zu den berühmtberüchtigten Fettansammlungen am Bauch, außerdem steigt bei Frauen das Risiko an Osteoporose zu erkranken nun sprunghaft an.

Wie heißt es so schön? Sag niemals nie. Diese Aussage gilt wie kaum eine andere in Bezug auf Hormonersatztherapien, doch manchmal führt an ihnen zum Wohle der Frau kein Weg vorbei. Etwa ein Drittel leidet unter extremen Beschwerden während der Wechseljahre, und da kann eine Behandlung mit Hormonen eine echte Erlösung sein. Hierbei werden dem Körper Hormone zugeführt, die er selber nicht mehr produziert. Das kann die Beschwerden deutlich lindern, birgt aber natürlich wie stets das Risiko von Nebenwirkungen. Insofern sollte hier die Devise sein: So viel wie nötig, so wenig wie möglich.

Wechseljahrsbeschwerden ... och nö, lass mal!

Fassen wir also mal ganz kurz zusammen: Wesentliches Kennzeichen für das Klimakterium ist, dass sich in diesem Lebensabschnitt im weiblichen Körper das Verhältnis der Hormone Progesteron und Östrogen verschiebt. Soweit so gut. Ich hatte ja schon angedeutet, dass wir alle eigentlich schon Experten in Sachen Hormonumstellungen sind, immerhin haben wir alle schon die Pubertät hinter uns. Eine Phase, die bei Mädchen bis zu acht Jahren dauert, bei Jungen teilweise sogar bis zu 12 Jahre! Der riesengroße Unterschied: Während der Pubertät machen wir uns selbst ziemlich wenig Gedanken über das Ganze, wir staunen höchstens darüber, wie sich unser Körper verändert. Aber Angst? Nö! Ganz sicher nicht! Wie kommt es, dass wir vor den Wechseljahren so einen riesengroßen Respekt haben? Vor allem vor den "Nebenwirkungen"?

Ich denke, das liegt teilweise daran, weil wir alle irgendwelche älteren Frauen in unserem Umfeld haben, die mit Symptomen gehadert haben. Ich kann mich beispielsweise noch sehr gut an die Hitzewallungen meiner Mutter erinnern, die für mich als Jugendliche bzw. junge Frau durchaus spektakulär und unverständlich waren. Meine Mutter trug teilweise im bitterkalten Winter nur ein T-Shirt unter ihrer Jacke und im Sommerurlaub in Italien saß sie schon am Frühstückstisch mit einem Stapel Taschentücher und kämpfte gegen den Schweiß an. "Oh, Mensch, Mama!", entfuhr es mir dann öfter mal in der verzweifelten Hoffnung, sie würde sich nicht noch Taschentücher in die Achseln klemmen. Inzwischen habe ich für solche Verhaltensweisen nur noch ein nachsichtiges, mildes Lächeln übrig. Wirklich unangenehm waren dagegen unter dem Strich die Stimmungsschwankungen, die eine meiner älteren Bekannten während der Wechseljahre entwickelte. Sie eskalierte nämlich lustig vor sich hin, wenn etwas nicht so lief, wie sie sich das vorstellte. Zickereien und die Fassung verlieren waren an der Tagesordnung, aber nur, um spontan von depressiven Verstimmungen abgelöst zu werden. Manchmal so schnell, dass man Mühe hatte, hinterher zu kommen. Die Wechseljahre entwickelten sich hier tatsächlich auch zu einer echten Herausforderung für alle Menschen, die mit meiner Bekannten in Kontakt kamen.

Der Fairness halber erwähne ich, dass sich bei diesen beide Fällen, die mir intensiv in Erinnerung geblieben sind, eigentlich nur bereits vorhandene Eigenschaften oder Eigenheiten noch etwas gesteigert haben. So witzelte die ganze Familie schon Jahrzehnte vor den Wechseljahren, dass bei meiner Mutter das innere Thermometer verstellt sein müsse. Und auch meine Bekannte konnte uns schon vorher immer wieder mit Temperamentsausbrüchen überraschen. Reden wir also über "neue" Beschwerden? Wohl eher nicht. Weshalb es ebenfalls sein kann, dass milder verlaufende Wechseljahre gar nicht mal so sehr auffallen. Nächtliches Schwitzen? Oh, vielleicht habe ich schlecht geträumt. Hitzewallungen? Mach doch mal jemand die Heizung aus! Und so weiter und so fort. Die Stärke der Wechseljahrsbeschwerden wird also eindeutig individuell sehr verschieden wahrgenommen.

Zu rechnen ist mit folgenden Symptomen:

- Hitzewallungen und Schweißausbrüche
- Schlafstörungen
- Stimmungsschwankungen und allgemeine Unruhe
- Zyklusschwankungen und veränderte Blutungen

Hitzewallungen und starkes Schwitzen sind tatsächlich die am häufigsten auftretenden Wechseljahrssymptome. Besonders gefürchtet sind dabei die Hitzewellen, die plötzlich auftreten und sich über Gesicht, Hals und Oberkörper ausbreiten. Der Kopf wird rot und danach folgt ein Schweißausbruch, dem nach einigen Minuten bei vielen Frauen ein Frösteln folgt. Absolut nicht bedrohlich, aber wenn man gerade unter Menschen ist, ist die Angelegenheit natürlich etwas unangenehm, zumal es fünf Jahre und mehr dauern kann, bis die Hitzewallungen wieder abebben. Allerdings gibt es auch etliche Frauen, bei denen sich das während der Wechseljahre ganz von allein wieder gibt. Die Rede ist von einem Drittel.

Viele Frauen haben mit starkem nächtlichen Schwitzen, dem sogenannten Nachtschweiß, zu kämpfen. Auch dies ist an und für sich kein Drama, aber das extreme Schwitzen kann den Schlaf stören. Außerdem gibt es vermutlich niemanden, der es okay findet, nachts schweißgebadet in einem triefend nassen Bett aufzuwachen. Das macht wirklich keinen Spaß.

Aber auch ansonsten ist Schwitzen häufig ein Thema in den Wechseljahren, zumal es sein kann, dass plötzlich das Deo nicht mehr ausreicht, das einem jahrelang wunderbare Dienste geleistet hat. Ich kenne persönlich Fälle, bei denen die Frauen schon Angst vor dem Sport hatten und fürchteten, jeder könne riechen, dass ihr Deo gerade mal wieder versagte. Und wer will schon in den "Geruch" kommen, sich nicht genügend zu waschen? Hier kann ich nur spezielle Sport-Deocremes empfehlen, die 48 Stunden lang exzellente Dienste leisten. Sie sind zwar ein wenig teurer als der normale Deo-Roller, aber sie sind ihr Geld wert. Vor allem, weil sie unglaublich sparsam im Gebrauch sind und man bis zu einem halben Jahr mit einer Tube wunderbar auskommt. Also bitte nicht verzweifeln, sondern ausprobieren!

Immer wieder werden auch Schlafstörungen und psychische Beschwerden als mögliche Symptome der Wechseljahre aufgeführt, inwiefern das wirklich zutrifft, ist jedoch unklar.

Zum einen gibt es gerade für Schlafprobleme diverse mögliche Ursachen (ein Klassiker ist beispielsweise Stress), sodass häufig schwierig ist genau abzugrenzen, wann wirklich die Wechseljahre schuld sind. Denkbar ist zudem ebenfalls, dass jemand nicht gut schläft, weil ihm bzw. ihr die Wechseljahre insgesamt gedanklich zusetzen und man dadurch ins Grübeln kommt. Immerhin sind die Wechseljahre für viele immer noch ein deutliches Signal: "Jetzt werde ich endgültig alt!" Ehe Du Dir solche Gedanken machst, solltest Du unbedingt ausschließen, dass Deine Schlafstörungen nicht womöglich doch andere Ursachen haben. Das lohnt in jedem Fall.

Ebenso solltest Du wachsam sein, wenn Du bei Dir depressive Gedanken und Verstimmungen feststellst, die länger als ein paar Tage anhalten. Dies gilt gleichermaßen für Antriebslosigkeit, das Gefühl innerer Unruhe oder eine intensive Nervosität. Möglicherweise ist das Deinen aktuellen Lebensumständen geschuldet, aber es könnte ebenfalls sein, dass Deine Hormone gerade Tango tanzen.

Und ein weiteres entscheidendes Merkmal für die Menopause: Zyklusschwankungen und starke Blutungen. Auch hierfür sind die Hormone verantwortlich, bzw. deren Ungleichgewicht. Dies führt dazu, dass sich die Abstände zwischen den Regelblutungen verlängern oder verkürzen können. Des Weiteren kommt es bei einigen Frauen vor, dass die Monatsblutungen in den Wechseljahren deutlich stärker ausfallen. Das ist also durchaus normal! Es macht bei Auffälligkeiten rund um den Zyklus aber immer Sinn, das Ganze einmal mit dem Frauenarzt oder der Frauenärztin zu besprechen. Nur vorsichtshalber.

Fun Fact am Rande:

Im Rahmen einer Studie mit rund 1.400 Frauen und 1.200 Männern wurde gefragt, was diese eigentlich für typische Wechseljahrsbeschwerden HALTEN. Das Ergebnis ist interessant, denn die häufig genannten Schlafstörungen und körperlichen "Zipperlein" sind Punkte, die einfach generell mit steigendem Alter öfter auftreten. Sie sind also im Prinzip keine klassischen Symptome. Dies gilt ebenfalls für psychische Beschwerden wie Depressionen. Deshalb plädieren MedizinerInnen und EndokrinologInnen dafür, Menschen in den Wechseljahren nicht per se zu Patienten hochzustilisieren. Die Wechseljahre haben KEINEN Krankheitswert an sich. Tatsächlich haben sie sogar positive Aspekte, die nur leider viel zu selten im Fokus stehen. Immerhin hat man nun endlich die ultimative Freiheit, ganz auf Hormone zu verzichten und der Antibabypille Adé zu sagen! Gedanken über Verhütung brauchst Du Dir nach den Wechseljahren schließlich keine mehr zu machen. Drei-Monats-Spritze, Knaus-Ogino, Spirale, Pessar oder was auch immer – das gehört dann endlich der Vergangenheit an. Juhu! Im Klimakterium verstecken sich also auch etliche Chancen. Chancen, neue Wege zu gehen und mehr Freiheiten zu genießen.

Mögliche Folgen der Wechseljahre sind allerdings Osteoporose und Herzkreislaufprobleme. Sie sind eine mögliche mittelbare Folge der Hormonumstellung in Deinem Körper. Die Betonung liegt auf möglich! Nicht jede Frau wird nach ihren Wechseljahren die Knochenkrankheit Osteoporose bekommen. Ebenso bekommt nicht jede Herz- oder Gefäßprobleme. Vielmehr geht es darum, dass das potenzielle Risiko, hieran zu erkranken, schlicht und ergreifend ansteigt. Nicht mehr und auch nicht weniger. Achtest Du aber auf eine gesunde, ausgewogene Ernährung und bewegst Dich ausreichend, so kannst Du das Risiko senken. Du hast es also ein Stück weit in der Hand!

Generell ist aber zu bedenken, dass Du ab dem 40. Lebensjahr sorgsamer mit Deinem Körper und Deiner Gesundheit umgehen solltest, ansonsten bekommst Du schneller die Quittung, als Du erwarten würdest. Für Ärzte und Ärztinnen ist es beispielsweise alles andere als eine Überraschung, wenn jemand mit Hitzewallungen zu kämpfen hat, der raucht, gerne mal etwas trinkt und womöglich noch das eine oder andere Käffchen trinkt. Diese Dinge heißen nicht umsonst auch etwas boshaft "Genussgifte".

Sinnvoll ist es, wenn Du von nun an alle zwei Jahre einen Checkup bei Deinem Hausarzt oder Deiner Hausärztin machen lässt. Nur vorsichtshalber, Du weißt schon, die Mutter der Porzellankiste und so. Jährlich solltest Du zudem eine Krebsvorsorgeuntersuchung beim Frauenarzt oder Frauenärztin einplanen, sicher ist sicher. Denn wie so oft gilt auch hier: Sicher ist sicher.

Genau hinschauen lohnt sich! Warum manche Symptome vielleicht etwas ganz anderes sind?

Wenn wir die Beschwerden nochmal Revue passieren lassen – ist Dir dabei etwas aufgefallen? Hitzewallungen, starkes Schwitzen, Schlaflosigkeit, Unruhe, Depressionen ... Besonders vor dem Hintergrund, dass Du ja nun auch weißt, dass die Wechseljahre nicht für alle Beschwerden und Wehwehchen verantwortlich gemacht werden können. Was meinst Du zu den Symptomen? Wichtig oder einfach ignorieren?

Letzteres?

Eben genau nicht! Frauen zwischen 40 und 60 Jahren sollten verstärkt auf ihre Gesundheit achten, und hinter zahlreichen vermeintlich harmlosen Symptomen können sich schwerwiegende Krankheiten verstecken.

Ich will Dir mit so einer Aussage natürlich keine Angst machen! Aber in der Phase des Klimakteriums immer alle Beschwerden auf die Wechseljahre zu schieben, wäre ein wenig leichtfertig. Hinter relativ unspektakulären Symptomen können sich mehrere unterschiedliche Erkrankungen verstecken. Als Beispiel: Hinter Bauchschmerzen etwa kann sich einerseits Stress verbergen, andererseits aber ebenso eine Blinddarmentzündung. Wer bei Bauchschmerzen grundsätzlich sagt: "Och, habe ich halt mal wieder Stress!", könnte sich schneller im Krankenhaus wiederfinden als ihr lieb ist. Insofern appelliere ich auch im Hinblick auf Beschwerden, die in Bezug zu den Wechseljahren stehen könnten, an Dich: Schau bitte genau hin! Lieber auch noch ein zweites Mal. Horche in Dich bzw. Deinen Körper hinein und blende nicht einfach Details aus, die vielleicht unangenehm sein könnten.

Vor allem die folgenden vermeintlich typischen Wechseljahrssymptome können Anzeichen für ganz andere Probleme sein.

Hitzewallungen und Schweißausbrüche

Der Klassiker unter den Wechseljahrsbeschwerden. Auf den ersten Blick jedenfalls. Tatsächlich leidet im Zeitraum zwischen dem 40. und dem 60. Lebensjahr nahezu jede zweite Frau daran. Aber dennoch macht es Sinn, dieses übermäßige Schwitzen im Zweifelsfall mal genauer unter die Lupe zu nehmen. Oftmals ist nämlich eigentlich die Schilddrüse der Verursacher. So gehen mit einer Überfunktion etwa Wärmeempfindlichkeit, Nervosität, Herzrasen und sogar Schlafstörungen einher. Doch es können noch weitere hormonelle Störungen infrage kommen, etwa wenn im Nebennierenmark zu viele Stresshormone produziert werden oder bestimmte hormonbildende Tumore vorliegen.

Generelle Wechseljahrsbeschwerden

Nimmst Du Kortisonpräparate? Auch derartige Medikamente, die bei rheumatischen Problemen zum Einsatz kommen, können Nebenwirkungen haben, die den typischen Wechseljahrsbeschwerden stark ähneln.

Herzrasen oder nervöse Herzbeschwerden

Bitte unbedingt kardiologisch abklären lassen! Hinter solchen Dingen können sich echte Herz- oder Kreislaufprobleme tarnen. Du solltest unbedingt im Hinterkopf haben, dass sich das weibliche Risiko, an so etwas zu erkranken, in den Wechseljahren erhöht und sich auf männlichem Niveau einpendelt. Grund ist der Rückgang des "weiblichen" Hormons Östrogen.

Stimmungsschwankungen, Antriebslosigkeit, Gewichtszunahme

Das sind alles eher unspezifische Symptome. Könnte sich hinter derartigen Befindlichkeitsstörungen tatsächlich eine Erkrankung verbergen? Oh ja! Denn das sind nicht nur die typischen Indizien für eine generelle Null-Bock-Phase, sondern dafür kann ebenfalls eine Schilddrüsenunterfunktion verantwortlich sein. In diesem Fall solltest Du Deine Schilddrüsenwerte am besten von einem Spezialisten kontrollieren lassen.

Müdigkeit und Leistungsabfall

Nein, auch wenn viele Leute gerne darüber witzeln, das ist kein Indiz dafür, dass Du nun alt bist. Wenn Du damit zunehmend Probleme hast und Dich abgeschlagen und wenig aufnahmefähig fühlst, könnte in Wahrheit ein nicht gut eingestellter oder generell unerkannter Diabetes vom Typ 2 dahinterstecken. Sprich: Du bist zuckerkrank. Wobei dies mittelbar tatsächlich ein wenig mit dem Alter zusammenhängt; der Typ-2-Diabetes kann in der Regel ab dem

40. Lebensjahr entstehen. Hieran solltest Du in jedem Fall denken, wenn Du auch ein paar Pfunde zu viel auf den Rippen haben solltest.

Depressionen

Leider werden ausgerechnet Depressionen in den Wechseljahren häufig übersehen, dabei sind sie früh erkannt, durchaus gut behandelbar. Allerdings ist dies durchaus auch verständlich, wenn man sich die klassischen Symptome einer Depression einmal anschaut.

Es handelt sich nämlich um:

- unspezifische Schmerzen (z.B. Kopfweh oder Bauchprobleme)
- andauernde Müdigkeit, fehlende Energie
- das sexuelle Interesse lässt nach
- Reizbarkeit, Angst
- Allgemeine Lustlosigkeit bis hin zur Apathie
- schlechte, gedrückte Stimmung
- Schlafstörungen
- Appetitlosigkeit

Wie Du sicherlich beim ersten Lesen bemerkt hast, gibt es sogar zahlreiche Überschneidungen zwischen Depressionen und Wechseljahrsbeschwerden. Falls Du bei Dir also eine andauernde gedrückte Stimmung, intensives Grübeln und ständige Müdigkeit sowie Antriebslosigkeit feststellst, nimm bitte Kontakt zu Deinem Hausarzt oder Deiner Hausärztin auf oder geh am besten direkt zu einem Psychotherapeuten bzw. einer Beratungsstelle. Dort wird man Dir helfen.

Du siehst, es wäre ein Fehler, bei allen gesundheitlichen Beeinträchtigungen und kleinen Macken immer die Wechseljahre als Ursache anzusehen. Eine vorliegende organische Erkrankung zu übersehen oder eine behandlungsbedürftige Depression könnte gefährlich werden.

Deshalb meine dringende Bitte: **Achte gut auf Dich!**

Und was ist mit Sex?

Ach, was bin ich froh, dass ich nicht in der "guten, alten Zeit" lebe! Vielleicht kennst Du diese Geschichten von Großeltern oder älteren Verwandten ja auch, wo es immer heißt, dass früher alles besser war. "Wir hatten ja nix", heißt es dann, aber dennoch soll damals alles besser gewesen sein ... Ich muss gestehen, ich bin wirklich sehr froh, dass ich genau JETZT lebe – und nicht in irgendeiner grauen Vorzeit. Ich habe Zentralheizung, Spülklos und genieße als Frau jede Menge Freiheiten (auch wenn es hier immer noch Luft nach oben gibt). Ich kann studieren, ich kann den Beruf wählen, den ich möchte, ich kann meine Meinung sagen und wählen – und ich kann meine Sexualität frei ausleben! Das war "damals" ein echtes No-Go.

Das Wunderbare an der heutigen Zeit ist: Jetzt darf jeder vollkommen offen über Sexuelles reden, und das ist gerade im Hinblick auf die Wechseljahre unglaublich wichtig. Es bestehen erstaunliche viele Unklarheiten und Fragen rund um das Thema Sex in den Wechseljahren bzw. nach dem Klimakterium. Geht es Dir auch so? Bist Du unsicher, wie es jetzt weitergeht?

Vorneweg gleich die gute Nachricht: Der Sex wird deutlich unbeschwerter! Denn wenn die Menopause vorbei ist (Du erinnerst Dich sicherlich noch: 12 Monate nach der letzten Regelblutung), brauchst Du normalerweise nicht mehr zu verhüten. Du kannst die ganzen Hormone, die Du zur Verhütung vielleicht genutzt hast, einfach weglassen und musst Dich darum nicht mehr kümmern. Auch nie wieder Temperatur messen oder fruchtbare Tage ausrechnen oder solche Sachen. Gar nichts! Kein Stress mehr mit dem ganzen Kram. Ist das nicht absolut herrlich? Okay, zum Selbstschutz bei einem One Night Stand ist natürlich ein Kondom noch immer sinnvoll (nicht nur im Hinblick auf Geschlechtskrankheiten), aber auf das sonstige Pipapo kannst Du dann verzichten. Nicht übel, oder?

Bevor Dich die Euphorie zu irgendwelchen unbedachten Aktionen hinreißt: Während der Wechseljahre kannst Du grundsätzlich noch immer schwanger werden (auch wenn das ziemlich unwahrscheinlich ist), da solltest Du also noch Vorsicht walten lassen. Am besten fragst Du Deinen Frauenarzt bzw. Deine Frauenärztin, welche Verhütungsmethode in den Wechseljahren für Dich die richtige ist.

Damit der Sex aber richtig Spaß macht, solltest Du ein paar Dinge bedenken. So eine gravierende Hormonumstellung hat nämlich ein paar Konsequenzen, die Du beachten solltest.

Bei rund 30 Prozent der Frauen in den Wechseljahren kann die Hormonumstellung zunächst Auswirkungen auf den Sex haben. Denn aufgrund der veränderten hormonellen Situation werden die Schleimhäute im Genitalbereich dünner und trockener. Dadurch kann es leichter zu Verletzungen kommen, auch Infektionen können vorkommen. Der Klassiker ist natürlich die allseits "beliebte" Harnwegsinfektion, von denen Frauen besonders im Klimakterium betroffen sind. Zudem wird die Scheide nicht mehr richtig feucht bei Erregung, was wiederum zu Schmerzen beim Sex führen kann. Das muss aber nicht das Ende für Deinen Spaß am Sex bedeuten. Vielleicht reicht bereits ein gutes Gleitgel auf Wasserbasis, um das Problem in den Griff zu bekommen. Andererseits gibt es diverse Cremes, Zäpfchen oder Gele auf Östrogen-Basis, die einfach in die Scheide eingebracht werden. Diese Mittel wirken lediglich lokal, sodass Du Dir keine Gedanken um mögliche Nebenwirkungen machen musst. Es gelangt zwar immer eine geringe Menge von den Hormonen in den Blutkreislauf, doch das stellt eigentlich kein Problem dar. Du siehst, es gibt zahlreiche Optionen. Eine trockene Scheide muss Dir nicht den Spaß an der Zweisamkeit vermiesen.

Viele Frauen sind unsicher, ob sie nach den Wechseljahren überhaupt noch Lust auf die Lust haben werden. Ihnen schwirren viele Gedanken durch den Kopf, sie fühlen sich manchmal ein bisschen wie eine vertrocknete, alte Pflanze. Ist denn jetzt nicht alles vorbei, wenn man keine Kinder mehr bekommen kann? Nein! Ganz und gar nicht! Etliche Frauen berichten darüber, dass sie nach den Wechseljahren erst so richtig Lust und Spaß am Sex entwickeln. Vielleicht gehörst Du ja genau zu dieser Gruppe? Wer weiß ...

Um es ganz klar zu sagen: Bei vielen Frauen lässt die Lust nach und das sexuelle Verlangen geht im Klimakterium zurück. Wobei es nicht ganz richtig ist, der Hormonumstellung die Schuld dafür zuzuschieben. Studien belegen nämlich, dass Frauen bis ins hohe Alter Spaß am Sex haben. Die Ärzte gehen inzwischen nicht mehr davon aus, dass die Hormone die Ursache der Unlust sind. Derzeit wird vielmehr vermutet, dass Paarprobleme oder Stress sowie Belastungen die eigentliche Ursache sind. Ebenso könnten Medikamente eine Rolle spielen, denn etwa ab der Phase des Klimakteriums nehmen Frauen häufiger Medikamente. Auch dieser Punkt sollte nicht unterschätzt werden.

Wobei die nachlassende Lust durchaus unterschiedlich empfunden wird. Während dies für einen Teil der Frauen gar kein wirkliches Problem darstellt, leiden andere stark darunter. Dies betrifft vor allem

Frauen, die Probleme in der Partnerschaft befürchten, wenn sie kein Interesse mehr an Sex haben. Falls es Dir so gehen sollte, dann ist es am besten, wenn Du Dich mit einem Experten darüber austauschst. GynäkologInnen sind bei sexuellen Problemen die erste und beste Anlaufstelle. Geht es mehr um Deine Psyche und weniger um Deinen Körper, können TherapeutInnen helfen. Je nachdem, ob Du Single bist oder das Problem in Zusammenhang mit Deinem Partner oder Deiner Partnerin besteht, ist ein Besuch bei PsychotherapeutInnen oder PaartherapeutInnen angebracht.

Bevor Du Dich an diese Stellen wendest, wäre es natürlich am besten, wenn Du mit Deinem Partner über die Probleme sprichst. Für viele Männer ist es echtes Neuland, wenn ihnen bewusst wird, dass Frauen beim Sex nicht entspannen wie sie selbst. Eine Frau kann sich oft beim Sex nur wirklich fallen lassen, wenn das Drumherum stimmt. Stress und psychische Belastungen sind wahre Lustkiller. Ohne ein entspanntes Umfeld geht es nicht.

Falls Du sowieso gerade mit Deinem Partner über das Thema Lust und Sex sprichst, kannst Du das für noch etwas anderes nutzen. Jetzt hast Du es nämlich auch in der Hand, Dein Sexleben insgesamt zu verbessern – wenn Du das möchtest. Sprich einmal offen mit Deinem Partner über Deine ganz persönlichen Wünsche und Vorstellungen. Was würde Dir Spaß machen? Worauf hast Du Lust? Wie kann Dein

Liebesleben besser und intensiver werden? Trau Dich ruhig, so etwas anzusprechen! Du kannst nur gewinnen.

Kleine Übung:

Was würde den Sex mit Deinem Partner für Dich besser machen? Was fehlt Dir? Was wünschst Du Dir?

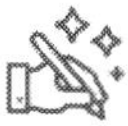

Überlege Dir zwei oder drei Sätze, mit denen Du Deinem Partner Deine Wünsche am besten vermitteln kannst.

Wenn die Waage nur noch nervt …

Wenn Du zu dem Thema Wechseljahre recherchierst, wirst du von den unzähligen Ratgebern überflutet, in denen angeblich der ultimative Trick verraten wird, wie Du trotz der Wechseljahre schlank bleibst oder schlank wirst. Denn irgendwie schwebt über allen das drohende Damoklesschwert der Gewichtszunahme, ohne dass die Frau mehr essen würde. Hast Du auch ein wenig Angst davor, dass Du jetzt fülliger werden und ein Bäuchlein bekommen könntest?

Es ist schon ein paar Jahre her, da erzählte mir eine Bekannte etwas über Kühe und Ziegen. Ich brauchte einen Moment, eher ich begriff, dass sie Frauen ab den Wechseljahren meinte. Inzwischen muss ich sagen, sie hatte irgendwie Recht. Meine Bekannte behauptete nämlich, dass man sich ab diesem Zeitpunkt entscheiden müsse, ob man künftig Kuh oder Ziege sein will. Was sie meinte: Du entschließt Dich an einer Stelle in Deinem Leben, ob Du Dir jeden Genuss verbietest und zu einer dünnen, aber auch ziemlich freudlosen und unleidlichen Ziege wirst. Alternativ kannst Du auch sagen: „Hey, ein paar Kilos mehr auf den Rippen – wo ist das Problem?“ Das ist jetzt natürlich kein Plädoyer für Völlerei, aber es hat schon etwas mit Lebensqualität zu tun, wenn wir uns auch mal etwas Schönes gönnen. Sei es ein Stückchen Schokolade oder ein leckeres Essen, vielleicht gemeinsam mit Freunden. Das sind kostbare Momente, denn Du hast hier die Gelegenheit Glück zu tanken. Und das stärkt Dich, sodass Du auch mal kleinere Durststrecken deutlich besser überstehst. Ist da ein kleines Pölsterchen wirklich der Weltuntergang? Diese Frage solltest Du Dir grundsätzlich stellen, manchmal ist es nämlich eher die innere Einstellung, die entscheidend ist. Also: Lieber Kuh oder Ziege?

Aber ich kann selbstverständlich verstehen, dass man es nicht möchte, wenn der Körper komplett aus den Fugen geht. Anstatt hier mit den diversen Diäten herumzuexperimentieren oder über die bösen Hormone zu wettern, musst Du nämlich eigentlich „nur“ gesünder leben. Das ist letztlich der ganze Trick, um nicht zuzulegen, womöglich vorwiegend am Bauch. Ich erkläre Dir, warum das so ist.

Aber erstmal die harten Wahrheiten:

Ja, die meisten Frauen und auch Männer legen in den mittleren Jahren an Gewicht zu. Vor allem Frauen klagen dann meistens darüber, dass sie ein Bäuchlein bekommen. Manche schimpfen dann sogar darüber, dass sie plötzlich einen regelrechten „Bierbauch" vor sich herschleppen.

Wer jetzt die Hormone verdächtigt, liegt zumindest nicht völlig verkehrt, obwohl Studien zur HET Hormonersatztherapie zeigen, dass Frauen auch bei Einnahme solcher Medikamente keine Garantie haben, nicht zuzunehmen. Allerdings sind die Hormonumstellungen nur der Wegbereiter der Zunahme, aber nicht das, was dafür verantwortlich ist. Da die Eierstöcke im Laufe der Wechseljahre die Östrogenproduktion einstellen, also zunehmend weniger weibliche Hormone herstellen und in den Körper abgeben, verschieben sich im weiblichen Körper die hormonellen Verhältnisse. Da unsere Nebennieren weiterhin ungestört Testosteron produzieren (also das männliche Geschlechtshormon), „vermännlichen" Frauen quasi etwas, was die Konsequenz hat, dass sie das männliche Fettmuster übernehmen. Und das bringt nun einmal eine Fetteinlagerung am Bauch mit sich. Aber eben nur dann – und jetzt kommt der Clou – wenn man generell etwas zu viel auf den Rippen hat!

„Wie bitte? Ich esse doch gar nicht anders als vorher!“, kommt es dann häufig leicht empört von vielen Frauen. Ja, genau. Genau deshalb nämlich.

In den mittleren Lebensjahren beginnen sowohl Männer als auch Frauen Muskelmasse zu verlieren. Muskeln sind aber der Hauptverbraucher der Energie, die wir dem Körper durch Essen zuführen. Und da ist das Prinzip ganz simpel: Je weniger Muskelmasse wir haben, desto weniger Kalorien verbrauchen wir. Führen wir aber noch genauso viel Kalorien zu, wie VOR dem Abbau der Muskelmasse, nehmen wir zu. Tatsächlich verbrauchen Frauen in den Wechseljahren etwa ein Drittel weniger Kalorien als mit 25 Jahren, nämlich nur noch etwa 1.200 Kalorien pro Tag. Unglücklicherweise weiß unser Appetit das nicht, denn der bleibt ungebrochen.

Ein kurzes Rechenbeispiel wird Dir das noch einmal verdeutlichen:

Wenn Du immer wieder gerade einmal 100 Kalorien mehr zu Dir nimmst als Du brauchst, hast Du Dir nach 365 Tagen schon etliche Kilos mehr angefuttert. Und nur zur Erinnerung: Ein Kilo Fett entspricht bereits 7.000 Kalorien! Hand auf's Herz: Nimmst Du gerne etwas extra Butter beim Kochen? Ah ja ...

Doch damit nicht genug, denn mit zunehmendem Alter schleicht sich bei uns auch meist eine zunehmende Alltagsträgheit ein. Sprich: Wir nehmen für die Strecke zum Bäcker das Auto, benutzen lieber den Fahrstuhl, der Sprint zur Haltestelle, den wir immer machen mussten, um den Bus noch zu bekommen, wird auch möglichst vermieden. Der nächste kommt ja bald. Im Gegenzug verbringen wir lieber die freie Zeit gemütlich auf dem Sofa beim Fernsehen. Fazit: Wir verbrauchen zunehmend weniger Kalorien. Das wiederum bedeutet, dass wir einen geringeren Nährstoffbedarf haben. In Kombination mit der abnehmenden Muskelmasse summiert sich das dann unter dem Strich ganz schön.

Was können wir also tun, um das Gewicht im Griff zu behalten? Die Grundregeln dafür sind wiederum überraschend simpel:

- Ernähre Dich **ausgewogen**.

- Nimm **genügend Proteine** zu Dir! Gerade Frauen vernachlässigen dies häufig, doch Proteine sind das A und O, um die Muskelmasse zu halten. Gut sind daher Fisch, weißes Fleisch, Milchprodukte (aber bitte fettarm), aber auch Hülsenfrüchte wie Bohnen, Erbsen und Linsen.

- **Reduziere die Energiedichte** Deiner Nahrung. Pizza, Hamburger und Sahnesaucen solltest Du möglichst von Deinem Speiseplan streichen. Ebenso Weißbrot, Reis oder Cornflakes; diese Lebensmittel enthalten extrem viele Kohlehydrate, die wiederum den Blutzuckerspiegel zu sehr pushen.

- **Bewege Dich** so viel wie möglich, und treibe Sport! Richte dabei Deinen Fokus nicht nur auf Ausdauer und Beweglichkeit, sondern kräftige unbedingt auch die großen Muskelgruppen! Sie verbrauchen besonders viel Energie. Deshalb: Oberschenkel, Schulter, Rücken besonders intensiv trainieren, ruhig bis es brennt. Muskeln wachsen nur bei Übungen mit hoher Intensität.
  Sport hat zudem noch einen weiteren wunderbaren Nebeneffekt, auf den man gar nicht oft genug hinweisen kann: Er ist stimmungsaufhellend. Je aktiver Du bist, desto besser wird Deine Laune, das belegen zahlreiche Studien. Und dass Du damit Dein Risiko reduzierst, Diabetes und Herz-Kreislauferkrankungen zu bekommen, ist ein weiterer angenehmer Nebeneffekt.

Selbst wenn Du durch Deinen Beruf oder die Kindererziehung oder beides vielleicht jahrelang keinen Sport getrieben hast, solltest Du Dich unbedingt wieder aufraffen. Die positiven Effekte wirst Du schon nach kurzer Zeit bemerken, was Dich wiederum motivieren wird. Aber bitte denk daran, dass Du Dich zuvor von Deinem Arzt bzw. Deiner Ärztin gründlich durchchecken lassen solltest. Er wird Dir sicherlich auch weitere gute Tipps geben, worauf Du ganz speziell beim Antrainieren achten solltest.

Und schon können die Pfunde purzeln!

Wechseljahre – alles reine Kopfsache?

Hast Du es schon bemerkt? Vielleicht ist Dir beim Lesen bis hierher ja schon etwas aufgefallen. Wenn die Wechseljahre eigentlich keine Krankheit und die Hormone auch nicht für alles Unangenehme verantwortlich zu machen sind, was bleibt dann noch übrig? Was ist der zweite wesentliche Faktor, der darüber mitentscheidet, wie es uns als Frau so in der Menopause geht? Ich will Dich nicht lange auf die Folter spannen, vermutlich hast Du ja auch schon selbst die richtige Idee im Hinterkopf. Das ach so schreckliche Klimakterium ist tatsächlich zu einem großen Teil ... (Trommelwirbel!) ... reine Kopfsache.

Es passiert nämlich zu dieser Zeit im Leben einer Frau auch sonst unglaublich viel. Die Kinder werden langsam flügge, das Nest, an dem man all die Jahre so liebevoll gebaut hat, ist leer. Das Zuhause wird mit einem Mal eigentlich viel zu groß, man ist plötzlich ganz allein mit dem Partner oder auch ohne Lebensgefährten. Kein fröhliches Kinderlachen, keine ausgelassenen oder dramatischen Diskussionen mehr. Vielleicht Dir schmerzhaft bewusst, dass Du nie wieder Kinder bekommen wirst? Ja, nicht einmal mehr die Option darauf hat, denn es ist ein für alle Mal Schluss mit dem Kinderkriegen. Das nächste kleine Kind, das Du in den Arm nimmst, ist vermutlich der erste Enkel. Und sich mit einem Mal als Oma zu sehen, ist für viele Frauen ein radikaler Einschnitt, mit dem sie erst einmal lernen muss umzugehen.

Hast Du früher auch immer mal von der Zeit geträumt, wenn Du und Dein Partner euch wieder ganz für euch alleine habt? Gerade wenn die Kinder noch klein sind, träumst Du vielleicht mal von der alten Freiheit, als es nur Dich und Deinen Partner gab. Jetzt ist sie da, doch es fühlt sich erstmal irgendwie leer und verlassen an. Endlich ist wieder mehr Zeit für einander da, aber das erweist sich zunächst vielfach als echte Herausforderung. Obwohl dies die beste Basis ist, um die Partnerschaft zu stärken und auf eine neue Ebene zu bringen, ist dies ebenso die Zeit, in der viele Beziehungen zerbrechen. Wenn die gemeinsame Lebensaufgabe "Nachwuchs" nicht mehr vorhanden ist, stellen etliche Paare fest, dass damit auch das Letzte aus ihrem Leben verschwunden ist, das sie vereint hat, die zurückliegenden Jahre ...

Vielleicht hast Du keine eigenen Kinder. Dann nimmt Dir dieser Lebensabschnitt Dir diese Entscheidung ab. Auch das kann zu emotionalen Phasen führen. Es ist wichtig, dass du dich damit auseinander setzt.

Eine weitere Baustelle ist das Berufsleben in dieser Phase. Jetzt, da wir nicht mehr zwischen den Stühlen stehen, wäre der perfekte Zeitpunkt, um die eigene Karriere voranzutreiben, aber ... In diesem Alter ist der berufliche Zenit der meisten Frauen unglücklicherweise bereits überschritten. Die erste Lebenshälfte ist unwiederbringlich vorbei; macht es da noch Sinn, in einem Beruf zu bleiben, in dem man das Ende der Fahnenstange erreicht hat und in dem man eigentlich die meiste Zeit unzufrieden ist?

Viele Frauen treffen daher genau jetzt die Entscheidung, beruflich noch einmal alles neu zu sortieren. Die einen wagen einen Neustart im Job. Die anderen wollen einen tiefgreifenderen Wandel und wechseln komplett den Beruf. Sie nutzen die Gelegenheit, um endlich etwas Sinnvolles aus ihrem Leben zu machen, etwas, von dem sie denken, dass es sie selber und auch die Gesellschaft menschlich-persönlich ein Stückchen voranbringt.

Die Wechseljahre sind insofern genau das, was man als unklare Gemengelage bezeichnen könnte. Dieser Lebensabschnitt ist geprägt von diversen Veränderungen und Umbrüchen, von Perspektivwechseln und auch von Abschieden. Im Gegenzug ist es aber ebenfalls eine Situation, die zahlreiche Chancen und Gelegenheiten für uns bereithält. Deshalb zieht es auch genau jetzt so viele Menschen zu ganz neuen Ufern.

Genau diese Umbrüche und Veränderungen während der Wechseljahre sind es aber, die diese Phase auch kennzeichnen. Und sie sind es auch, die unser Wohlbefinden empfindlich beeinträchtigen können. Denn häufig bedeuten sie einfach nur mehr Stress im Leben, und Stress wiederum ist eine enorme Belastung für unsere Seele, was wiederum ein Grund für die vielfach in der Menopause auftretenden Depressionen ist. Angst, Ärger und Stress sind Faktoren, die uns auf Dauer krank machen können, immerhin befindet sich unser Körper dabei in ständiger negativer Anspannung bis hin zur totalen Verkrampfung. Das wiederum sorgt beispielsweise dafür, dass unsere Abwehrkräfte heruntergeregelt werden und Viren & Co. mit einem Mal deutlich leichteres Spiel haben.

Wenn Du jetzt zugeben musst, dass auch Du Dich gerade sehr gestresst fühlst, womöglich sogar kurz vor dem Burnout, dann solltest Du schnellstmöglich etwas dagegen unternehmen.

Übung

Am besten ist es, wenn Du in zwei Schritten vorgehst.

Erstens solltest Du einmal die Stressfaktoren (auch Stressoren genannt) in Deinem Leben identifizieren. Was nervt Dich oder empfindest Du als extrem anstrengend? Für viele Menschen ist Leistungsdruck im Job ein immenses Problem, aber auch die Doppelbelastung durch Beruf und Familie, ungeklärte Konflikte, Schicksalsschläge, ständige Erreichbarkeit, zu wenig Erholung oder zu hohe Anforderungen an sich selbst können unglaublich belastend sein. Was ist es bei Dir? Schreib es ruhig einmal auf.

Deine Stressoren:

Im nächsten Schritt überlege bitte mal, was Du dagegen tun könntest. Gibt es Möglichkeiten, wie Du die Stressoren aus Deinem Leben verbannen könntest oder sie "entschärfst"?

Stress kann übrigens wirklich krank machen. Eine Schwächung der Abwehrkräfte sowie muskuläre Verspannungen sind dabei nur der Anfang. Rückenschmerzen, Kopfschmerzen, Bauchweh, Tinnitus, sexuelle Unlust, Magen- und Darmgeschwüre, Depressionen, Verkalkungen der Herzkranzgefäße (führt meist zum Herzinfarkt) und derartiges bewirkt negativer Stress ebenfalls.

In einem weiteren Schritt solltest Du nach einer für Dich geeigneten Möglichkeit suchen, um Stress besser oder überhaupt abzubauen. Für viele Menschen ist Sport ideal, denn so können sie sich einmal richtig auspowern und die komplette Anspannung loswerden. Zudem ist Sport auch noch gesund und stärkt den Körper und Deine Gesundheit.

Andererseits können Meditation, Achtsamkeitsübungen oder autogenes Training eine tolle Methode sein, um die innere Balance zurückzugewinnen. Aber darauf werde ich später noch intensiver eingehen.

Fakt ist aber: Ja, die Wechseljahre sind psychisch durchaus eine echte Herausforderung. Aber wenn Dir das bewusst ist, stehen Dir alle Wege offen, mit dieser Herausforderung besser umgehen zu lernen. Nimm die Wechseljahre als das, was sie auch sind: Eine wunderbare Chance zum persönlichen Wachstum.

Realisierst Du das, so wirst Du feststellen, dass Du deutlich weniger unter Deinen Wechseljahren leiden wirst. Denn dann siehst Du sie nicht nur lediglich als Phase, nach der Du keine Kinder mehr bekommen kannst. Etwas, das für viele Frauen ein herber Schlag ist, wenn sie ihre Weiblichkeit bislang nur über die Fortpflanzung definiert haben. Richtest Du Deinen Fokus vielmehr ab jetzt verstärkt auf Dich und darauf, dass es Dir gut geht, werden die

Wechseljahre plötzlich zu einer echten Chance und dann auch deutlich weniger belastend. Jetzt hast Du alle Freiheiten, Dein Leben so zu leben, wie Du es willst. Gestalte es so, dass Du Dich darin wohl fühlst. Willst Du Karriere machen? Einen völlig neuen Berufsweg einschlagen? Deine Partnerschaft wieder so beleben, dass die Zweisamkeit noch inniger wird? Möchtest Du nun endlich mit einem Hobby beginnen, für das Du bislang weder die Zeit noch den Kopf frei hattest? Genau JETZT ist die richtige Gelegenheit dazu! Die Wechseljahre sind eigentlich eine Phase voller Chancen und Möglichkeiten, ergreife sie und werde glücklicher.

Menopause – und was nun?

Ich bin jemand, der gerne immer einen Plan B hat. Das hat den riesigen Vorteil, dass ich zwar genauso wie andere davon überrascht werde, wenn etwas nicht so klappt wie geplant, aber dann schon eine Alternative zur Hand habe – während andere sich erst noch berappeln müssen.

Dieses Prinzip kannst Du ebenfalls hervorragend auf die Wechseljahre anwenden. Ja, wirklich! Ich meine in Bezug auf die Beschwerden. Auch wenn die Wechseljahre einen ganz normalen Prozess darstellen und häufig auch die Symptome eher milde ausfallen, ist es doch gut zu wissen, was man machen kann, wenn sie überhandnehmen. Die gute Nachricht dabei: Du hast jede Menge Optionen, um die Beschwerden in den Griff zu bekommen! Insofern bin ich mir sicher, dass auch Du die richtige Methode findest, die Dir besonders gut durch die

Wechseljahre helfen kann. Neben der Hormontherapie, die jahrelang als das absolute Nonplusultra galt, können pflanzliche Heilmittel und alternative Verfahren Dein Wohlergehen ebenfalls deutlich verbessern. Du wirst überrascht sein.

Im Folgenden werde ich Dir daher eine Auswahl der besten und bekanntesten Methoden gegen Wechseljahrsbeschwerden vorstellen. Alle sind einen Versuch wert, versprochen.

Konventionelle Therapien: Das Maß der Dinge oder fatal?

Neue medizinische Verfahren machen oftmals eine regelrechte Achterbahnfahrt durch. Zu Beginn werden sie hochgejubelt, die Hoffnungen sind riesengroß; doch dann im längerfristigen Einsatz stellt sich gerne mal heraus, dass sie durchaus Nebenwirkungen haben können, die niemand riskieren möchte. Um das mal freundlich zu formulieren. Aber auch das kann wieder umschlagen, wenn neuere Erkenntnisse vorliegen. Genau so erging es auch der Hormontherapie.

Ihr Werdegang gleicht regelrecht einer Fieberkurve. Als die Hormontherapie aufkam, wurde sie von den Ärzten und Ärztinnen mit dem Gießkannenprinzip verteilt. Jede Frau, die über Hitzewallungen und

Schlafstörungen klagte und im entsprechenden Alter war, bekam sie verordnet. Tatsächlich wirkt der Hormonersatz auch sehr gut, weshalb er die typischen Wechseljahrsbeschwerden wirklich effektiv lindern kann. Zu der Zeit herrschte die Annahme, dass alle Frauen in der Menopause unter einem Hormonmangel-Syndrom leiden, ein Fehler der Natur gewissermaßen. Dagegen wollte man mit den künstlichen Botenstoffen angehen. Wer seinem Arzt oder Ärztin von Hitzewallungen berichtete, bekam unweigerlich Hormone verschrieben; aber auch Frauen, die gut mit der Menopause zurechtkamen, wurde eine Hormontherapie regelrecht aufgedrängt. Denn es gab Belege dafür, dass die eingesetzten Hormone auch vor Herz-Kreislauf-Erkrankungen, vor Osteoporose und sogar vor Demenz schützen.

Dann kam der große Knall: Die Women's Health Initiative (WHI) ließ eine große Studie erstellen, denn es gab zunehmend Hinweise darauf, dass die künstlichen Hormone das Risiko für Thrombose, Brustkrebs und Schlaganfälle erhöhen würden. Nach fünfeinhalb Jahren gab es 2002 die ersten Ergebnisse: Ja, das Risiko an derartigem zu erkranken war nachweislich größer. Ausgerechnet jetzt wurde die Studie abgebrochen, was weltweit für Aufregung sorgte. Im Nachgang brachen die Verordnungszahlen von Hormonen massiv ein, in Deutschland um gut 80 Prozent.

Inzwischen fordern Experten und Expertinnen neue Daten - eine Trendwende. Derzeitiger Wissensstand ist: Die Risiken wurden überschätzt, die Angst ist unbegründet. Des Weiteren stellte sich heraus, dass die Daten der damaligen WHI-Studie gar nicht für eine Beurteilung ausreichen, ob der Einsatz einer Hormontherapie in den Wechseljahren sinnvoll ist, denn: Die Teilnehmerinnen der Studie waren im Durchschnitt bereits 63 Jahre alt, als sie die Hormontherapie begannen ...

Es scheint, dass die Hormontherapie überaus wirksam bei Wechseljahrsproblemen ist. Wenn diese sich zu einer echten Quälerei für eine Frau entwickeln, ist der Einsatz der künstlichen Botenstoffe möglich. Mediziner und Medizinerinnen beurteilen die Risiken inzwischen als eher moderat. Die Entscheidung darf jede Frau selbst treffen.

Unterschieden wird bei der Hormontherapie zwischen einer Monotherapie (nur Östrogene) sowie eine Kombinationstherapie, bei der zusätzlich das Hormon Gestagen zum Einsatz kommen. Die Kombinationstherapie ist das Mittel der Wahl, wenn die Gebärmutter noch vorhanden ist (also nicht entfernt wurde); hier würde Östrogen alleine das Wachstum der Gebärmutterschleimhaut zu sehr anregen, was wiederum das Risiko für Krebs erhöht. Die Hormonpräparate sind in unterschiedlichen Darreichungsformen erhältlich, etwa als Tabletten oder Pflaster, als Spritze, Gel, Zäpfchen oder sogar als Nasenspray.

Echte Wunderwaffen? Die besten natürlichen Heilmittel

Fühlst Du Dich unwohl bei dem Gedanken, mit künstlichen Hormonen in Deinen Stoffwechsel einzugreifen? Dann kannst Du es mit pflanzlichen Alternativen versuchen. Mutter Natur hat da einige gute Mittel in ihrer Hausapotheke, die du ausprobieren kannst (am besten nach Rücksprache mit Deinem Arzt oder Ärztin). Bei einer Behandlung mit pflanzlichen Arzneimitteln solltest Du bedenken, dass es einige Zeit dauern kann, bis die gewünschte Wirkung einsetzt. Teilweise muss frau mehrere Wochen (meist ca. zwei) abwarten. Des Weiteren ist es eher nicht zu empfehlen, die reine Pflanze zu sich zu nehmen, denn der Wirkstoffgehalt ist von Pflanze zu Pflanze unterschiedlich hoch, dies kann ebenso für die einzelnen Pflanzenbestandteile gelten. Daher macht es Sinn, auf Präparate zurückzugreifen, die einen standardisierten Wirkstoffgehalt garantieren.

Leidest Du stark unter Hitzewallungen, kannst Du es mit Traubensilberkerze versuchen oder Sibirischem Rhabarber. Wieder andere schwören auf Mönchspfeffer. Er soll ebenfalls den Hormonhaushalt regulieren helfen. Aus diesem Grund war der

Mönchspfeffer schon früher in den Klöstern sehr beliebt, da angenommen wurde, dass sich mit ihm „unsittliche Gedanken“ und „Gelüste“ in den Griff bekommen lassen. Aus diesem Grund wird die Pflanze teilweise auch als Keuschlamm bezeichnet.

Falls Du eher Probleme mit starker Nervosität hast und nachts nicht richtig schlafen kannst, bietet die grüne Apotheke eine Vielzahl an Optionen. Besonders Baldrian, Melisse, Passionsblume oder Lavendelöl können Dir gute Dienste leisten.

Leidest Du dagegen unter leichten Depressionen oder Antriebslosigkeit, ist Johanniskraut das Mittel der Wahl. Achte aber darauf, dass das Präparat wirklich hoch dosiert ist. Eine Zeitlang wurde auch Kava Kava sehr empfohlen, doch hier ist Vorsicht geboten, denn schlimmstenfalls kann dieses Präparat Leberschäden verursachen. Es ist inzwischen zwar wieder auf dem Markt, aus diesem Grund aber in jedem Fall verschreibungspflichtig.

Ebenfalls beliebt sind daneben Rotklee sowie Ginseng, vielleicht schlagen sie auch bei Dir gut an?

Einen Versuch wert sind übrigens ebenfalls Sojapräparate, denn diese enthalten Isoflavone, für die Hinweise auf eine echte Wirksamkeit vorliegen. Aufgrund der in ihnen enthaltenen östrogenartigen Substanzen werden Soja sowie Rotklee als Phytoöstrogene bezeichnet.

Denk bitte immer daran: Auch pflanzliche Arzneimittel können Neben- und Wechselwirkungen haben! Insofern solltest Du Dich vor der Einnahme idealerweise mit einem Arzt oder einer Ärztin besprechen.

Alternativmedizinisches für die Menopause

Ist es Dir wichtig, auf sanfte Art und Weise die Beschwerden während der Menopause zu lindern? Auch die ganzheitliche Medizin hat ein reich gefülltes Schatzkästchen für Dich. Das Schöne daran, diese Behandlungsvarianten sind nebenwirkungsfrei und sorgen besonders sanft dafür, dass Du wieder zu mehr Ruhe und Ausgeglichenheit findest.

Aromatherapie

Bist Du ein „Nasenmensch"? Falls Du sehr auf Gerüche ansprichst, ist die Aromatherapie möglicherweise ideal für Dich. Hierbei kommen ätherische Öle zum Einsatz, eine besonders wohltuende Methode, die Dir sicherlich guttun und Dich entspannen wird. Leidest Du unter Stimmungsschwankungen, dann solltest Du Bergamotte ausprobieren. Das bereits erwähnte Lavendelöl sorgt für Entspannung, während Zypresse Dir bei Hitzewallungen nützen kann.

Homöopathie

Wenn Du auch sonst schon auf Homöopathie schwörst, dann solltest Du bei Hitzewallungen Sepia, Lachesis und Graphites ausprobieren. Treten bei Dir dagegen eher Stimmungsschwankungen auf, kann Dich Pulsatilla am besten unterstützen.

Bachblüten

Hoch geschätzt sind derzeit auch die sogenannten Bachblüten, die von dem englischen Arzt Dr. Edward Bach entwickelt wurden. Hierbei handelt es sich um Pflanzenessenzen, für die Blüten und Pflanzenteile in Wasser gelegt oder gekocht werden, dadurch übertragen sich die jeweiligen positiven Schwingungen der Pflanzen auf das Wasser. Grundgedanke von Dr. Bach war es, dass hinter Erkrankungen meist seelische Ungleichgewichtszustände stecken. Bei Beschwerden während der Menopause hilft Crab Apple (Holzapfel - wenn Frauen sich in ihrer eigenen Haut nicht mehr wohlfühlen und sich hässlich finden), Beech (Rotbuche - bei Gereiztheit und Nörgelsucht), Impatiens (Springkraut – bei Nervosität), Honeysuckle (Geißblatt - für mehr Zufriedenheit), Walnut (Walnuss - Selbstsicherheit und Gelassenheit). Einfach zwei Tropfen in ein Glas Wasser geben und in kleinen Schlucken trinken.

Schüßler Salze

Die Therapie mit Schüßler Salzen hat der homöopathische Arzt Wilhelm Heinrich Schüßler (1821–1898) entwickelt. Er war der Ansicht, dass Ursache für Erkrankungen Störungen des Mineralhaushalts der Körperzellen ist. Seine neue Heilmethode bezeichnete er als biochemische Medizin, da er mittels der feinstofflichen Salze das Gleichgewicht in den Zellen wiederherstellen wollte.

Falls Du damit bereits gute Erfahrungen gemacht hast, sind einige der Schüßler Salze speziell für Wechseljahresbeschwerden empfehlenswert:

- Bei Hitzewallungen: Nr. 7 Magnesium phosphoricum D6 (wenn der Kopf hochrot ist), Nr. 8 Natrium chloratum D6 (bei schwallartigem Schwitzen), Nr. 11 Silicea D12: (bei sauer riechendem Schweiß).
- Generell für die Hormonumstellung: Nr. 25 Aurum chloratum natronatum.
- Für gute Nerven: Nr. 11 Silicea.
- Schleimhäute und Feuchtigkeit: Nr. 8 Natrium chloratum

- Schleimhäute und sexuelle Lust: Nr. 21 Zincum chloratum.

Bitte immer als „heiße Lösung“ einnehmen! Also 10 Tabletten in einen Becher heißes Wasser geben und in Schlückchen trinken. Das Ganze bitte an zwei Tagen nacheinander. Ab dem dritten Tag vor den drei Hauptmahlzeiten jeweils zwei Tabletten unter der Zunge zergehen lassen.

Traditionelle Chinesische Medizin (TCM)

Auch die Traditionelle Chinesische Medizin (TCM) hat in Sachen Behandlung von Wechseljahrsbeschwerden einiges zu bieten. Neben Akupunktur, Qigong sowie Massagen ist besonders die Diätetik interessant, um die Hormonumstellung in den Griff zu bekommen. So sollte man bei leichten Symptomen generell weniger essen, dies gilt besonders für Süßigkeiten, Milchprodukte und Fleisch. Aber auch das Abendfasten kann eine wohltuende Erfahrung sein. Die letzte Mahlzeit wird hierbei mittags eingenommen, danach sind nur noch Wasser oder Kräutertee erlaubt. Bei Bedarf kann auch noch auf chinesische Pflanzenarznei und Heilkräuter zurückgegriffen werden.

Fokussiere Dich auf Dich!

In meinen Augen eine der wichtigsten Maßnahmen, um die Wechseljahre gut zu überstehen, ist aber das Fokussieren auf sich selbst. Ja, genau! Eines meiner absoluten Lieblingszitate stammt von Hildegard von Bingen, eine Benediktiner-Nonne, Äbtissin, Dichterin, Komponistin sowie bedeutende Universalgelehrte, die im 12. Jahrhundert gelebt hat. Falls Du jetzt denkst: Oje, so ein alter Kram! Wieso sollte mir das heute noch nützen? Dann lass Dich überraschen. Das Zitat lautet:

„Tu Deinem Körper etwas Gutes,
damit Deine Seele Lust hat, darin
zu wohnen.“

Lass Dir das ruhig mal auf der Zunge zergehen! Dieses Zitat ist wirklich so aktuell wie es nur geht, finde ich. Denn die Nonne aus dem 12. Jahrhundert hat schon damals eine enorm wichtige Grundregel formuliert, die wir heute allesamt beherzigen sollten. Du kannst Dich nur dann in Deiner Haut wohlfühlen, wenn Du Dir etwas Gutes gönnst. Und gut bedeutet hier nicht, sich nur noch mit Kaviar und Champagner zu verpflegen und im Whirlpool zu liegen. Es meint vielmehr Dinge, die einem auch nachhaltig guttun und die wir alle viel häufiger in unserem Leben machen sollten.

Sport

Nicht nur in den Wechseljahren, aber besonders dann, sinnvoll: der Dauerbrenner – eine gesunde Lebensweise. Achte darauf, dass Du Dich gesund und ausgewogen ernährst, vermeide Genussgifte und sorge für ausreichend Bewegung und Sport. Dabei solltest Du aber ebenfalls unbedingt Zeiten für die Erholung einplanen. So wirst Du insgesamt ausgeglichener und das wiederum sorgt dafür, dass Du mit Anspannung oder Beschwerden generell besser umgehen kannst.

Beckenbodentraining

Vor den Wechseljahren erfährt Dein Beckenboden durch das Hormon Östrogen eine natürliche Stärkung. Durch die hormonelle Umstellung der Wechseljahre wird das Bindegewebe schwächer. Mit Beckenbodentraining kannst Du diesem natürlichen Prozess jedoch entgegenwirken, was sehr zu empfehlen ist.

Wohlfühlpaket

Überhaupt solltest Du anfangen, Deinem Körper mehr Beachtung und Zuwendung zu schenken. Er hat Dir all die Jahre gute Dienste geleistet. Spätestens jetzt ist es an der Zeit, ihm dafür etwas zurückzugeben. Gönn ihm ruhig mal eine wohltuende Massage und nimm Vorsorgeuntersuchungen wahr. Dein Körper hat wirklich verdient, dass Du ihn gut behandelst.

Meditation

Eine wirklich wunderbare Sache für mehr inneres Gleichgewicht und Bewusstheit ist Meditation. Ich kann Dir nur dringend raten, sie einmal auszuprobieren. Keine Sorge, Du musst nicht OMMMM singen oder Buddhist werden, um das hinzubekommen. Meditieren kannst Du auch so, und das hat gar nichts mit Esoterik oder gar Spinnerei zu tun. Neurowissenschaftliche Untersuchungen belegen, dass Meditation tatsächlich unglaublich wirksam ist und vielfältige positive Effekte hat. Eine Meditation ist im Grundprinzip nämlich eine selbstinitiierte Tiefenentspannung, in der der Gedankenfluss zum Stoppen gebracht wird. Das wiederum richtet langfristig unsere Gefühlswelt vollständig neu aus.

Am besten probierst Du es einmal aus. Such Dir einen ruhigen Ort, an dem Du nicht gestört wirst. Nimm den Lotussitz ein, wenn das für Dich bequem ist oder setz Dich auf einen Stuhl (hinlegen ist weniger gut, denn Du könntest so entspannt sein, dass Du einschläfst). Atme tief durch die Nase in den

Bauch, beobachte Deinen Atem einfach nur, bemerke, wie sich die Bauchdecke hebt und senkt. Zu Beginn werden Dir viele Gedanken durch den Kopf wandern, das ist normal und ok. Halte diese Gedanken nur nicht fest, betrachte sie liebevoll und lass sie einfach weiterziehen. Manche Frauen stellen sich die Gedanken wie Wolken vor, die vorbeiziehen. Andere Frauen stellen sich vor, sie wischen die Gedanken weiter, wie ein Foto auf dem Smartphone. Manchmal merkst Du gar nicht, dass Du Dich den Gedanken hingegeben hast. Das ist vollkommen in Ordnung. Sobald Du es merkst, lässt Du sie wieder weiterziehen. Es geht bei der Meditation nicht darum keine Gedanken zu haben, sondern zu üben sich auf sich selbst zu besinnen, wenn die Gedanken kommen. Wenn du also von den Gedanken weggetragen wurdest und zurückfindest, dann ist das genau der Sinn einer Meditation.

Je mehr Übung Du hast, desto besser schaffst Du es, schneller aus Deinen Gedanken zu Dir selbst zurückzufinden. Und das immer wieder.

Yoga und geführte Meditationen

Falls Du körperliche Bewegung und Meditation verknüpfen möchtest, dann ist Yoga perfekt für Dich. Denn hier gehört eine geleitete Meditation immer dazu, sodass Du Unterstützung durch den Lehrer erhältst.

Es gibt spezielle Yoga-Übungen und Kurse für Frauen in den Wechseljahren. Sie werden auch Hormon-Yoga genannt. Schaue dich einmal, ob es so ein Angebot bei Dir in der Gegend gibt. Ansonsten wirst Du online sicherlich fündig.

Achtsamkeit

Ist Dir bereits der Begriff Achtsamkeit begegnet? Achtsamkeitsübungen sind derzeit ja in aller Munde und liegen extrem im Trend – zu Recht. Das Achtsamkeitstraining stammt eigentlich aus der Meditation, aber Du kannst es auch alleine ausführen. Es ist dann optimal für Dich, wenn Du mehr im Hier und Jetzt ankommen willst, denn genau darum geht es eigentlich beim Achtsamkeitstraining. Sehr bekannt ist die Übung mit der Rosine (falls Du gerade keine zur Hand hast, kannst Du auch ein anderes Stück Obst nehmen). Versuch bitte, einmal achtsam diese Rosine zu essen. Leg sie dazu vor Dir auf den Tisch, betrachte sie genau. Wie sieht sie aus? Dann nimmst Du sie zwischen die Finger und spürst einmal nach, wie sich das auf der Haut anfühlt. Schnuppere mit Deiner Nase, kannst Du die Rosine riechen? Dann nimmst Du sie in den Mund und behältst sie eine Weile auf der Zunge. Wie fühlt sich das an? Welche Geschmäcker registrierst Du? Spüre auch beim Kauen und Hinunterschlucken so intensiv nach. Wenn Du das tust, wirst Du merken, wie Du zunehmend ruhiger und gelassener wirst.

Autogenes Training

Übrigens gehört auch das Autogene Training, das ebenfalls einen Versuch wert ist, zum Umkreis der Meditation. Falls Du dieses ausprobieren willst, ist das ebenso eine gute Idee.

Das autogene Training ist eine Form der Selbsthypnose, die 1932 von einem deutschen Arzt entwickelt wurde. Ziel ist es bei diesem Training, sich durch Suggestionen in einen Entspannungszustand zu versetzen, der auch die vegetativen Funktionen des Körpers (also z.B. Blutdruck, Puls, Atmung) einbezieht.

Die Übungen werden entweder im Liegen oder in der „Droschkenkutscherhaltung“ sitzend ausgeführt. Bei der Initiierung der Entspannung werden feste Formeln wie „Ich bin vollkommen ruhig“ oder „Mein rechter Arm ist ganz warm“ gesprochen. Später wird es ausreichen, die Formeln zu hören oder selbst zu sagen, um eine Entspannung zu bewirken.

Das Training ist geteilt in zwei Phasen. In der ersten Phase geht es darum, körperliche Vorgänge zu beeinflussen, um so die Atmung tiefer werden zu lassen, die Muskulatur zu entkrampfen, die Blutgefäße zu erweitern oder die Verdauungsorgane zu entspannen. Im Anschluss daran kommt Phase zwei:

Hier wird eine spezielle Wach-Traum-Technik genutzt, die die Entspannung vertiefen soll. Diese „Traumreisen“ helfen zudem, zu sich selbst zu finden und besser Lösungen für Probleme zu finden.

Progressive Muskelrelaxation

Nicht fehlen darf auf dieser Liste von Entspannungstechniken die progressive Muskelrelaxation nach Jacobson (PMR). Hierbei bekommst Du durch das bewusste An- und Entspannen der Muskeln Deines Körpers wieder ein Gefühl dafür, wie sich Entspannung anfühlt. Dadurch kannst Du sie wiederum bewusst herbeiführen, wenn Du sie brauchen solltest.

Self-Compassion = Selbstmitgefühl

Zu guter Letzt noch etwas, das ich Dir unbedingt noch ans Herz legen möchte: Nutze die Wechseljahre, um Selbstmitgefühl mit Dir zu lernen. Du bist ein wunderbarer Mensch, und Du verdienst es, gut behandelt zu werden – vor allem von Dir selbst. Gerade in den mittleren Jahren kommen wir häufig an einen Punkt, an dem wir feststellen, dass wichtige Dinge im Leben fehlen. Oftmals sind es solche Dinge wie Selbstliebe oder Selbstakzeptanz, die auf der Strecke geblieben sind. Vielleicht liegt auch Dein Selbstwertgefühl darnieder und Du wünschst Dir insgesamt mehr Selbstbewusstsein. Gerade in Bezug auf solche Gedanken sind die Wechseljahre eine ausgesprochen wertvolle Zeit. Denn Du hast hier die Chance, wieder zu Dir selbst zu finden und Dir etwas Gutes zu tun. Ganz wie Hildegard von Bingen das rät.

Die Andropause: Reines Märchen oder Realität?

Gibt es sie – oder gibt es sie nicht? Die männliche Menopause. Sagen wir mal so, es ist extrem umstritten, ob auch Männer Wechseljahre durchmachen oder „nur“ eine Midlife-Crisis haben, in der sie plötzlich ausschließlich Augen für deutlich jüngere Frauen haben und nach dem Sinn des Lebens suchen.

Wenn es nach dem Bauchgefühl geht, würden es viele verneinen. Schließlich können Männer noch bis ins hohe Alter Kinder zeugen, allerdings gibt es auch bei Männern über die Jahre Veränderungen des Hormonspiegels, nur eben deutlich langsamer als bei Frauen.

Die Auflösung des kleinen Rätsels: Ja, vermutlich erleben auch die Herren der Schöpfung so etwas wie eine Menopause, jedoch leiden sie deutlich weniger darunter als Frauen. Dies wird als sogenannte Andropause bezeichnet (andros: griech. „Mann“, pausis: griech. „Ende“). Der entscheidende Unterschied: Während bei einer Frau die Produktion des Sexualhormons definitiv eingestellt wird, nimmt beim Mann die Hormonproduktion über die Zeit nur schleichend ab und wird immer weniger. Insofern ist der Ausdruck Andropause eigentlich nicht korrekt, weshalb es zahlreiche weitere Vorschläge für Bezeichnungen dieses Phänomens gibt, etwa Aging Male Syndrom, altersbedingter Testosteronmangel, late-onset Hypogonadismus oder PADAM (partielles Androgendefizit des alternden Mannes) usw.

Die männlichen Wechseljahre stellen sich übrigens zwischen dem 40. und 50. Lebensjahr ein, die Symptome ähneln denen der Frau: Es handelt sich beispielsweise um eine verminderte Sexualfunktion sowie einen reduzierten Appetit auf Sex. Hinzu kommen Erektionsprobleme, weshalb Viagra damals, als es auf den Markt kam, besonders häufig von Herren in diesem Alter frequentiert wurde. Des Weiteren ist auch bei Männern ein Rückgang der Muskelkraft sowie des Muskelanteils im Körper vorhanden, was wiederum verantwortlich ist für steigendes Gewicht sowie eine Gewichtszunahme vor allem am Bauch. Des Weiteren sind Antriebsmangel und Verstimmungen belegt, nachlassende Konzentrationsfähigkeit und Belastbarkeit.

Um die Frauen zu beruhigen: Ja, auch Männer können in den Wechseljahren unter Hitzewallungen leiden! Das ist keine Domäne der Damen.

Neuesten Studien zufolge leidet rund jeder zehnte Mann an derartigen Beschwerden. Grund für diese Symptome, die den weiblichen Wechseljahrsbeschwerden vergleichbar sind, ist das männliche Sexualhormon Testosteron. Genauer geht es darum, dass es über die Jahre immer weniger produziert wird und daher die Testosteronwerte sinken. Grund hierfür ist eine verminderte Durchblutung im Hodenbereich, hier werden rund 95 Prozent des Testosterons produziert. Diese Umstellung wiederum wird noch verstärkt durch Faktoren wie Nikotinkonsum, Bauchfett, zu wenig Bewegung sowie sonstige Umweltgifte.

Lassen sich die Symptome tatsächlich auf einen Testosteronmangel zurückführen, kann der Arzt oder die Ärztin im Rahmen einer Hormontherapie Testosteron zuführen. Hier ist eine genaue Abklärung unbedingt wichtig, denn die Symptome können beispielsweise auf Nieren- oder Leberprobleme hinweisen sowie Indizien für Herzkreislaufprobleme oder sogar für bösartige Tumore sein. Abwarten ist insofern hier nicht unbedingt die beste Lösung; treten entsprechende Beschwerden auf, ist ein Arztbesuch ausgesprochen sinnvoll.

Liegt nachweisliche eine Wechseljahrsproblematik vor, dann können auch Männer gut von sanften, unterstützenden Arzneimitteln profitieren. So können Baldrian oder Johanniskraut allgemeine Unruhe, Nervosität und auch leichtere Depressionen lindern. Wer Magnesium verträgt, kann seinem Herzen mit entsprechenden Präparaten etwas Gutes tun.

7 grandiose Sachen, auf die Du Dich schon jetzt freuen kannst!

Alle Frauen haben irgendwie Angst vor den Wechseljahren, die einen mehr, die anderen weniger. Dabei hat die Menopause durchaus auch wirklich positive Seiten! Denn wenn Du das Klimakterium überstanden hast, stehen Dir jede Menge neue Türen offen. Auf Dich wartet ein neues, anderes Leben. Jetzt kannst Du Dein Leben unbeschwerter genießen und jede Menge phantastische Sachen machen, die Du Dich vorher vermutlich nie getraut hättest. Hier ein paar Anregungen für Dich:

1. Der Sex wird immer besser! Nicht nur, dass Du Dir nach der Menopause keine Sorgen mehr um Verhütung machen musst, Du hast auch viel mehr Spaß am Sex. Das belegt eine Umfrage der University of California unter 800 Frauen ab 40. Und das Beste ist: Je älter Du wirst, desto besser klappt es auch mit dem Orgasmus. So geht es jedenfalls fast 40 Prozent der über 80-Jährigen (!).

2. Werde berühmt! Du hast jetzt beste Chancen, eine berühmte Blues-Sängerin zu werden – oder der Star einer Telefonsex-Hotline. Nach der Menopause wird die weibliche Stimme nämlich tiefer und bekommt außerdem mehr Charakter.

3. Hol Deine verpassten Jugendsünden nach! Was wolltest Du schon immer mal machen, aber hast Dich nie getraut? Nachts eine Baustellenleuchte mopsen? Im Dunkeln nackt schwimmen gehen? Die Nächte auf wilden Partys durchfeiern? Die erste Variante ist natürlich zurecht verboten, aber vielleicht hast Du ja eine Idee, was Du mal an verrückten Dingen tun könntest? Leb es aus! Deine Eltern können es Dir nicht mehr verbieten und deine Kinder sind aus dem Haus. Du warst lange genug ein gutes Vorbild, oder?

4. Mach eine Reise ganz alleine! Kennst Du das Buch oder den Film „Eat, Pray, Love“? Die Hauptfigur erlebte eine Reise zu sich selbst, eine wunderbare Sache. Das kannst Du auch haben. Entdecke Dich selbst, indem Du allein an einen Ort reist, den Du schon immer mal besuchen wolltest. Es sollte nur nicht gerade die Lüneburger Heide sein, ein wenig prickeln darf das Ganze schon. Wie wäre es mit einem improvisierten Frühstück auf den legendären

Stufen vor Sacré-Cœur in Paris? Eine Woche in einem Kloster? Ein Trip nach Bali? Trau Dich!

5. Lerne neue Leute kennen. Geh auf Veranstaltungen, bei denen Du auf neue Menschen triffst und freunde Dich mit ihnen an. Die meisten haben einen festen Freundeskreis und treffen nur selten auf neue Gesprächspartner. Das kann jedoch sehr faszinierend sein. Probiere es aus!

6. Sage allen Menschen, die Dir wichtig sind, warum Du sie schätzt! Du wirst sehen, das ist für alle Beteiligten eine wunderbare Erfahrung.

7. Suche Dir neue Ziele! Was wolltest Du schon immer mal machen? Nochmal studieren? Paragliding? Theater spielen? Tanzen oder eine Fremdsprache neu- oder wieder erlernen? Oder willst Du einmal auf einem Pferd durchs Watt galoppieren? Triff die Vorbereitungen! Du hast jetzt endlich die Zeit und auch die Freiheit, alle Deine Ziele anzugehen. Selbst wenn es vielleicht nicht mehr bis Olympia reicht, wird Dir das Verfolgen Deiner neuen Ziele unglaublichen Spaß machen und ein echter Motivations- und Gute-Laune-Kick für Dich sein.

Sind das nicht wunderbare Aussichten, bei denen man schon beim Lesen anfängt zu strahlen? All das und noch viel mehr wartet auf Dich. Die Menopause ist Deine Eintrittskarte in eine freiere, selbstbestimmte Zukunft mit allen Möglichkeiten.

Fazit: Dein Start in ein Dein neues Leben

Na, wie geht es Dir jetzt? Bist Du immer noch der Meinung, dass die Wechseljahre eine ganz furchtbare Angelegenheit sind? Dass nun alles vorbei ist, weil Deine fruchtbare Zeit vorbei ist?

Ich hoffe nicht!

Das wäre unglaublich schade, denn eigentlich ist das Klimakterium nur eine spezielle Form des Übergangs. Danach hast Du Dein Leben endlich komplett für Dich selbst. Du wirst danach nie wieder von irgendwelchen Hormonen zu irgendetwas getrieben, Du bist endlich Frau im Hause, sprich: in Deinem Körper. Ein Gedanke, den ich wirklich grandios finde. Denn jetzt handelst Du wirklich selbstbestimmt - in jeder Hinsicht.

Ich hoffe, ich konnte Dir vermitteln, wieso die Menopause alles andere als furchtbar ist. Ja, es ist bisweilen ein wenig mühsam und manche der Beschwerden sind durchaus auch mal echt lästig, aber frag mal eine Schmetterlingspuppe, ob sie es in ihrem Kokon gerade besonders witzig findet ...

Dabei sind auch die so oft gefürchteten Wechseljahrsbeschwerden kein Grund, den Kopf in den Sand zu stecken oder sich in einem dunkeln Abstellraum einzuschließen. Du weißt jetzt, dass es wirklich viele Optionen gibt, sie ein wenig abzumildern oder komplett verschwinden zu lassen. Wer keine Hormontherapie möchte, hat immer noch diverse Alternativen in der Hinterhand. Verzweifeln ist also absolut unnötig. Und schon die Suche nach dem richtigen Mittel oder der richtigen Methode wird Dir wiederum unglaublich viel über Dich selbst verraten. Du lernst Dich in jedem Fall besser kennen und verstehen. Auch das ist etwas wirklich Wunderbares, das Du Dir nicht nehmen lassen solltest.

Abschließend bleibt mir eigentlich nur noch, Dir ein „Hab‘ Mut!“ zuzurufen. Denn je selbstbewusster und gelassener Du in die Wechseljahre hineingehst, desto weniger wirst Du sie überhaupt in Deinem alltäglichen Leben bemerken. Aber bitte behalte immer im Hinterkopf, dass Du Symptome gegebenenfalls lieber vorsichtshalber von einem Fachmann oder einer Fachfrau abklären lassen solltest. Dann kommst auch Du sicherlich entspannt durch das

Klimakterium. Denn ein Wechsel im Leben stellt immer auch eine Chance dar. Und meist kommt danach noch etwas Besseres. Vielleicht ist es ja genauso bei Dir?

Ich wünsche Dir viel Kraft auf Deinem Weg!

Deine Hilke

Platz für Deine Notizen

Über die Autorin Hilke D. Morgenthal

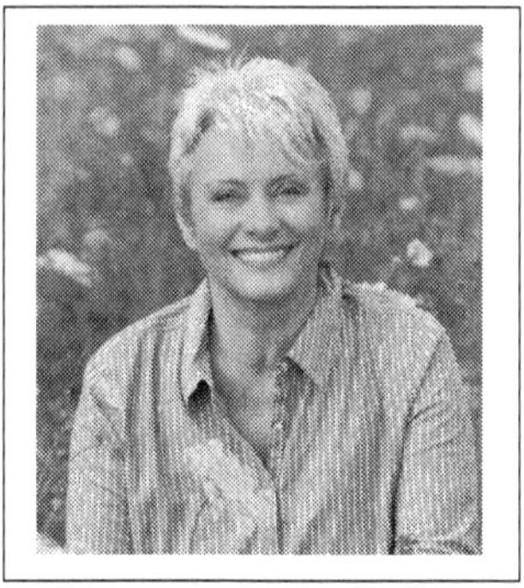

Hilke D. Morgenthal ist selbst mit Mitte 40 und viel innerem Widerstand in die Wechseljahre gekommen. Sie hat viel ausprobiert und musste sich die Informationen mühsam zusammensuchen. Daher hat sie sich entschlossen, ihre Erkenntnisse in diesem Buch niederzuschreiben, um anderen Frauen eine Abkürzung auf ihrem Weg zu bieten.

Wenn Dir das Buch gefallen hat, sei so gut und schreibe eine positive Rezension auf Amazon. So können weitere Leserinnen von den Tipps in diesem Buch profitieren.

Weitere Bücher für Mädchen und Frauen

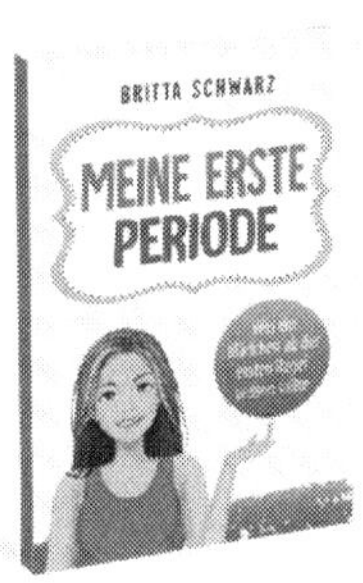

Meine erste Periode –

Was ein Mädchen ab der ersten Regel wissen sollte

von Britta Schwarz

https://amzn.to/2AXUREM *

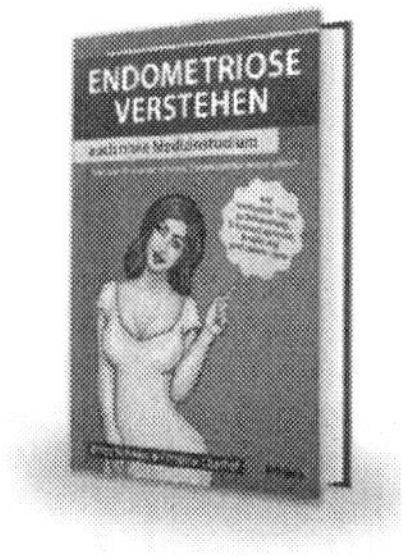

Endometriose verstehen – auch ohne Medizinstudium

Alles, was Du über die verkannte Frauenkrankheit wissen solltest

Von Christine Oberhof & Britta Schwarz

https://amzn.to/2XsaTjb *

Hilfreiche Links

Frauenärzte im Netz:
https://www.frauenaerzte-im-netz.de/koerper-sexualitaet/wechseljahre-klimakterium/

Netdoktor:
https://www.netdoktor.de/wechseljahre/

Profamilia:
https://www.profamilia.de/themen/sexualitaet-und-aelterwerden/wechseljahre.html

Gynecology-Guide:
https://www.gynecology-guide.com/gynaekologie/wechseljahre/

Meine Wechseljahre:
https://www.meine-wechseljahre.info/

Krebstinformationsdienst:
https://www.krebsinformationsdienst.de/vorbeugung/risiken/krebsrisiko-hormonersatztherapie-in-den-wechseljahren.php

Quellenverzeichnis

Soey Blohm: Wechseljahre Kochbuch & Ratgeber: Hormone natürlich regulieren: Die richtige Ernährung in den Wechseljahren mit 106 gesunden Rezepten zum Nachkochen ... und (Wechseljahre Buch, Band 1).

https://amzn.to/2Gta9Ve *

Susanne Esche-Belke, Suzann Kirschner-Brouns: Midlife-Care: Wie wir die Lebensmitte meistern und die Kraft unserer Hormone nutzen.

https://amzn.to/3d1aiuZ *

Emma Kroiß / Axel Harting: ABNEHMEN IN DEN WECHSELJAHREN - Nie wieder Diäten!: Abnehmen für Frauen ab 40. Der natürliche Weg wie Sie Ihren Stoffwechsel beschleunigen, Ihre Hormone regulieren und jugendliches Aussehen erlangen.

https://amzn.to/34sqxNH *

Dr. med. Sheila de Liz: Woman on Fire: Alles über die fabelhaften Wechseljahre.

https://amzn.to/3lfappy *

Dr. med. Christiane Northrup: Weisheit der Wechseljahre.

https://amzn.to/3lhfNIL *

Dinah Rodrigues: Hormon-Yoga: Das Standardwerk zur hormonellen Balance in den Wechseljahren.

Kerstin Rosenberg, Petra Wolfinger: Mit Ayurveda durch die Wechseljahre: Natürlich und hormonfrei

Beschwerden lindern und Lebensfreude steigern - Die Hormone natürlich regulieren mit Ayurveda-Ernährung, Yoga und Massagen.

https://amzn.to/36wLjOW *

Corinna Sabitzer: Die Wechseljahre: Bye, bye Hitzewallungen, Schlafstörungen & Co.: Ratgeber für Frauen ab 40 - Die Wechseljahre erfolgreich und beschwerdefrei bewältigen.

https://amzn.to/2SsfIFU *

**Die mit Sternchen (*) gekennzeichneten Links sind sogenannte Affiliate-Links. Wenn Du auf einen solchen Affiliate-Link wählst und über diesen Link einkaufst, bekommen wir von dem betreffenden Online-Shop oder Anbieter eine Provision und freuen uns. Für Dich verändert sich der Preis nicht. Wenn Du das nicht möchtest, ist das auch vollkommen in Ordnung!*

Impressum

Angaben gemäß §5 TMG

Hilke D. Morgenthal wird repräsentiert durch:

Britta Manthée
Britta Manthée Media
Bahnstrasse 18
D-61381 Friedrichsdorf

Kontakt
Mail: media@britta-manthee.de
Web: www.britta-manthee.de

Umsatzsteuer
Umsatzsteuer-Identifikationsnummer gemäß §27 a Umsatzsteuergesetz:
DE327262527

Haftung für Inhalte

Alle Texte, Informationen und Hinweise stellen keine Beratung oder Empfehlung dar. Sie wurden aus bestem Wissen und Gewissen aus öffentlichen Quellen übernommen. Der Inhalt dieses Buches dient der Bildung und Veranschaulichung. Eine Haftung für Richtigkeit und Vollständigkeit kann nicht übernommen werden. Solltest Du den Informationen folgen, handelst Du eigenverantwortlich.

Als Diensteanbieter sind wir gemäß § 7 Abs.1 TMG für eigene Inhalte in diesem Buch nach den allgemeinen Gesetzen verantwortlich. Nach §§ 8 bis 10 TMG sind wir als Diensteanbieter jedoch nicht verpflichtet, übermittelte oder gespeicherte fremde Informationen zu überwachen oder nach Umständen zu forschen, die auf eine rechtswidrige Tätigkeit hinweisen.

Verpflichtungen zur Entfernung oder Sperrung der Nutzung von Informationen nach den allgemeinen Gesetzen bleiben hiervon unberührt. Eine diesbezügliche Haftung ist jedoch erst ab dem Zeitpunkt der Kenntnis einer konkreten Rechtsverletzung möglich. Bei Bekanntwerden von entsprechenden Rechtsverletzungen werden wir diese Inhalte umgehend entfernen.

Haftung für Links

Unser Angebot enthält Links zu externen Websites Dritter, auf deren Inhalte wir keinen Einfluss haben.

Deshalb können wir für diese fremden Inhalte auch keine Gewähr übernehmen. Für die Inhalte der verlinkten Seiten ist stets der jeweilige Anbieter oder Betreiber der Seiten verantwortlich. Die verlinkten Seiten wurden zum Zeitpunkt der Verlinkung auf mögliche Rechtsverstöße überprüft. Rechtswidrige Inhalte waren zum Zeitpunkt der Verlinkung nicht erkennbar.

Eine permanente inhaltliche Kontrolle der verlinkten Seiten ist jedoch ohne konkrete Anhaltspunkte einer Rechtsverletzung nicht zumutbar. Bei Bekanntwerden von Rechtsverletzungen werden wir derartige Links umgehend entfernen.

Bilder von www.shutterstock.com

Printed in Poland
by Amazon Fulfillment
Poland Sp. z o.o., Wrocław

93848924R00065